스포츠 마우스가드 핸드북

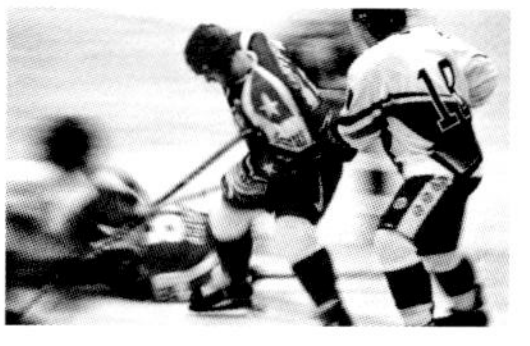

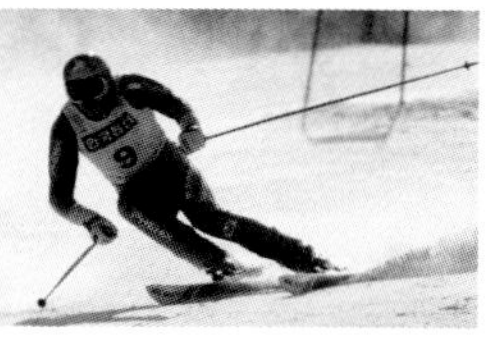

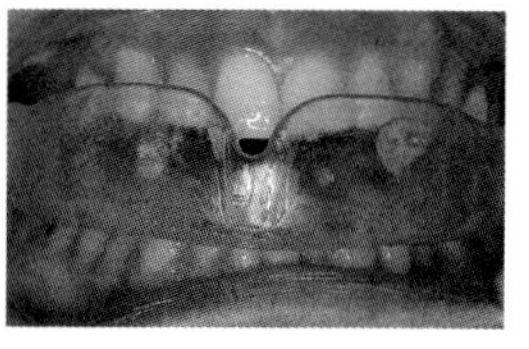

大山喬史 · 上野俊明 지음

정 훈 · 최대균 · 권긍록 · 김미자 옮김

군자출판사

스포츠 마우스가드 핸드북

첫째판 인쇄 | 2008년 7월 5일
첫째판 발행 | 2008년 7월 10일

지 은 이 大山喬史, 上野俊明
옮 긴 이 정 훈 · 최대균 · 권긍록 · 김미자
발 행 인 장주연
출 판 기 획 김미영
편집디자인 조성미
표지디자인 이지선
발 행 처 군자출판사
등 록 제 4-139호(1991. 6. 24)

본 사 (110-717) 서울특별시 종로구 인의동 112-1 동원회관 BD 3층
Tel. (02) 762-9194/5 Fax. (02) 764-0209
대 구 지 점 Tel. (053) 428-2748 Fax. (053) 428-2749
광 주 지 점 Tel. (062) 228-0252 Fax. (062) 228-0251
부 산 지 점 Tel. (051) 893-8989 Fax. (051) 893-8986

ISBN 978-89-7089-003-1

정가 20,000원

대표역자 연락처 : 정 훈 치과의원
Tel : 02-779-0900
Fax : 02-756-0597
E-mail : choontmj@chol.com

서문

이번에 마우스가드의 기본적인 요건을 정리해 '스포츠 마우스가드 핸드북' 으로 출판하게 되었습니다.

스포츠 외상에는 종목적인 특성이 있는데, 권투, 격투기, 미식축구, 럭비, 라크로스(lacrosse)와 같은 접촉성 스포츠 경기, 혹은 빠른 속도로 움직이는 스포츠 경기에서 부상을 입기 쉽다는 건 잘 알려진 사실입니다. 최근의 통계자료에 따르면 아동, 청소년, 대학생들 사이에서 매우 인기가 많은 축구, 농구, 야구, 피구 등의 스포츠 활동 중에 많은 외상을 입는다고 합니다. 스포츠에 있어서 안전 대책은 무엇보다 중요하기에 치과의사들은 물론, 가능하다면 마우스가드에 관심이 있는 선수, 코치, 감독, 그리고 교육 관계자들도 이 책을 참고하여 주셨으면 하는 것이 저자의 바람입니다.

이 책에서는 먼저 스포츠 마우스가드에 관한 기초지식을 제1장에서 해설하였습니다. 제2장에서는 마우스가드의 설계 요점 및 시트 압접법(더블 라미네이션), 로스트왁스법 기공에 대해 그림을 이용하여 구체적으로 해설하였습니다. 그리고 제3장에서는 초등학생, 교정치료 중인 자, 하악전돌증, 정중이개, 하악골절, 치아의 교모 및 마모, 가철성 의치 사용자 등의 증례를 들었으며 각각 배려해야 할 주의점도 함께 제시하였습니다. 마지막 제4장에서는 마우스가드를 장착할 때에 있어, 말을 잘 못하거나 숨쉬기 불편하고 구토가 나거나 턱이 피곤하다는 등의 흔히 볼 수 있는 문제점을 해결하는 방법에 대해서 언급하였습니다. 모든 항목 다 읽기 쉽고 이해하기 쉽도록 정리하였으므로 스포츠 마우스가드 입문서로 활용해 주시기 바랍니다.

최근 건강에 관심이 많아지면서 스포츠를 즐기는 사람들도 해마다 증가하고 있습니다. 우리 치과의사도 지금까지의 치과의료 틀에 얽매이지 않고 지역 주민의 레크리에이션, 스포츠 소년단체, 학교체육, 스포츠클럽, 경기단체와 적극적으로 관계를 가져 외상으로부터의 보호와 건강에 공헌했으면 하는 마음입니다. 며칠 전, 일본 스포츠 치의학회에 참가하신 선생님에게서 지역 청소년 럭비팀을 돌보며 마우스가드를 만드는 활동을 통해 아이들은 물론 학부모와 학교 선생님들과 함께 안전하고 즐거운 스포츠 활동을 추진하려 노력하고 있다는 연락을 받았습니다. 치아와 그 교합이 얼마나 중요한지에 대한 소개는 매우 중요한 사실이라고 생각합니다. 이 핸드북이 치과의료와 치의학교육에 도움이 되기를 기대합니다.

이 책을 출판함에 있어 저자의 취지를 이해해 주시고 많이 힘써주신 의학정보사에 진심으로 감사 드립니다.

大山喬史
上野俊明

역자서문

최근 스포츠에 국민적 관심이 높아지고 있는 이때에 스포츠치의학에 관한 최근의 정보를 많이 소개하고 있는 "스포츠 마우스가드 핸드북"을 번역하게 된 것을 무척 기쁘게 생각합니다.

국내에서는 아직도 스포츠치의학에 관한 관심이 선진외국에 비하여 적으며, 이에 관한 논문과 저서 등의 자료가 적은 이때에, 동경의과치과대학의 스포츠의학교실에서 출판한 이 저서를 접하게 되어 소개하게 되었습니다.

이 책은 동경의과치과대학 명예교수인 오오야마 타카시(大山喬史, Takashi Ohyama) 교수와 동경의과치과대학 스포츠치의학교실의 우에노 토시아키(上野俊明, Toshiaki Ueno) 교수가 저술한 책으로 스포츠치의학에 관심을 갖기 시작하는 치과의사 선생님과 스포츠관련 분야의 전문가님께서 쉽게 읽을 수 있도록 편집이 되어 있습니다.

제1장은 스포츠마우스가드의 필요성과 효과의 소개
제2장은 스포츠마우스가드의 각종 제작법을 사진 중심으로 알기 쉽게 소개
제3장은 치과임상에서 만날 수 있는 각종 증례에 스포츠마우스가드를 제작하는 경우에 주의해야 할 사항의 소개
제4장은 스포츠마우스가드를 치과의사가 관리할 때 참고하여야 할 사항을 자세히 소개하고 있어서 스포츠치의학에 입문하는 분들께 좋은 길잡이가 되리라 생각합니다.

현재 많은 국민들이 인라인스케이트, 자전거, 축구, 농구 등 많은 스포츠를 즐기고 있는 반면에 스포츠 도중에 발생되는 악안면 부위의 외상에는 거의 관심이 없는 것이 현실입니다.

스포츠 도중의 외상방지와 경기력의 향상을 도모하는 스포츠마우스가드 장착의 필요성을 국민들에게 적극적으로 홍보하고 계몽하는 것은 치과의사의 사명이라고 생각합니다.

이 역서가 스포츠치의학에 관심이 있으신 모든 치과의사선생님과 그 이외의 스포츠전문가님께 조금이나마 도움이 되어 국내 스포츠치의학계의 발전에 도움이 된다면 큰 기쁨으로 생각합니다.

마지막으로 이 책이 번역되기까지 많은 정성을 쏟으신 공동역자이신 최대균 교수님, 권긍록 교수님, 김미자 교수님과 군자출판사의 관계자님께 깊은 감사의 뜻을 전해드립니다.

감사합니다.

2008년 6월

대표역자 정 훈

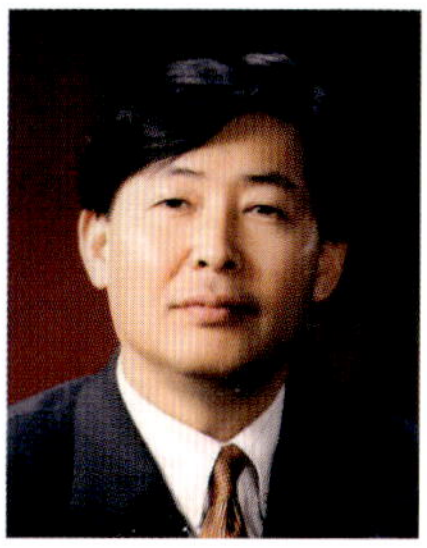

정 훈

1981년 경희대학교 치과대학 졸업
1982년 동경의과치과대학 치학부 제1구강외과학 수련과정 수료 및 치의학 박사학위 취득
1989년 한림대학교 의과대학 치과학교실 부교수, 국립의료원 치과과장
현재 정 훈치과 원장 및 사단법인 대한턱관절협회 회장

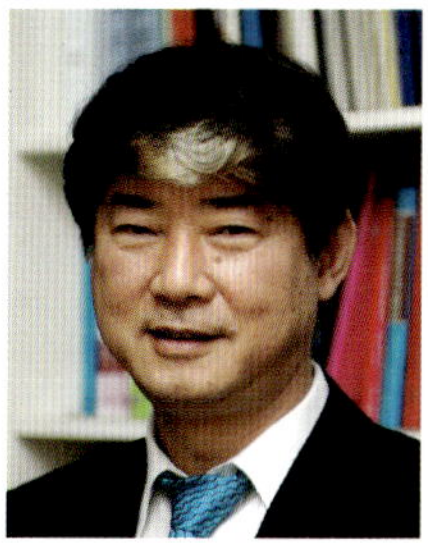

최대균

1974년 경희대학교 치과대학 졸업
1979년 일본대학교 치학부 보철학교실 유학 (박사학위 취득)
2001년 대한치과보철학회 회장
2003년 대한스포츠치의학회 회장
현재 경희대학교 치의학전문대학원 교수 및 대한노인치의학회 회장

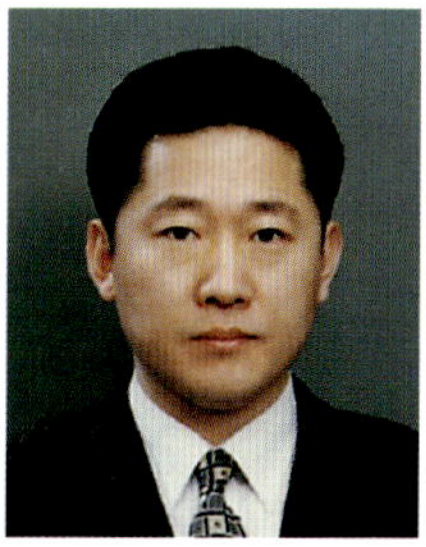

권긍록

1987년 경희대학교 치과대학 졸업
1987년 경희대학교 치과대학 보철과 수련 및 박사학위 취득
1993년 경희대학교 부속 치과병원 보철과 임상강사
1996년 스위스 Geneva 대학 치학부 방문 교수
현재 경희대학교 치의학전문대학원 보철과 과장 및 주임교수

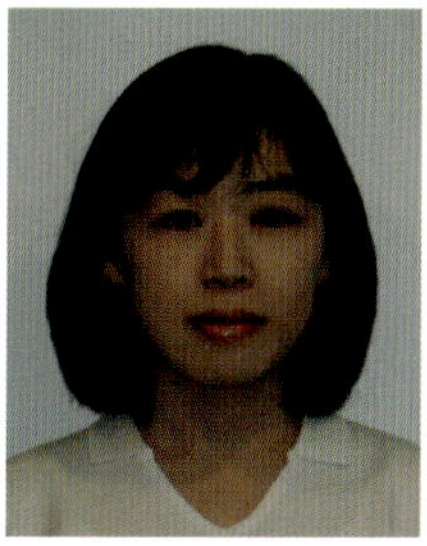

김미자

1996년 서울대학교 치과대학 졸업
1996년 한강성심병원 치과교정과 수련 및 치과교정과 임상강사
2004년 서울대학교 대학원 치의학과 석사학위 취득 및 치의학과 박사 수료
2006년 한강성심병원 치과교정과 조교수
현재 한강성심병원 치과 과장 및 사단법인 대한턱관절협회 교육이사

목차

1 스포츠 마우스가드의 기초

1.1 개요

스포츠에 외상 사고나 부상은 항상 따르는 법이다. 스포츠 상해(외상과 장해)는 스포츠의 본래 목적인 "건강의 유지 및 증진", "체력 향상", "정신 해방"과는 상반되는 것이기 때문에 적절한 안전대책이 중요하다.

스포츠 상해의 안전대책의 기초는 육체적 및 정신적 상태의 개선, 유지, 관리, 위험한 플레이 금지, 규칙의 엄격한 준수, 적절한 용구 및 보호구 사용과 스포츠 환경의 개선이다. 그 중에서도 신체에 잘 맞는 보호구를 사용하는 것이 매우 효과적이라는 것은 잘 알려진 사실로, 헬멧, 마스크 및 페이스 가드, 아이 가드, 넥 가드, 숄더 패드, 엘보 가드, 글로브, 신가드(shin guard) 등 다양한 신체 부위에 대한 보호구가 보급되어 있다.

보호구의 설계 지침은 보호를 필요로 하는 신체 부위의 겉 표면의 충격을 흡수하고 분산하는 재료로 덮는 것이 기본이다. 물론 그 때에 신체 부위가 가진 본래의 기능을 저해하지 않도록 설계해야 한다. 마우스가드도 예외는 아니어서, 기본적으로는 보호해야 할 치아와 잇몸의 겉 표면을 덮으면 되는 것이다. 하지만 설계할 수 있는 공간이 상하악의 치아(치열), 잇몸, 구개, 혀, 구순, 뺨의 각 조직에 둘러싸인 아주 작은 틈에 불과해 설계에 있어 다른 보호구에 비해 자유롭지 못한 문제가 있다. 게다가 구강이 구음기관이자 호흡기관이기도 하여 그런 기능을 저해하지 않도록 해야 하기 때문에 난이도는 더욱 높아진다.

과거의 연구 보고를 봐도 기성 마우스가드에서는 보호능력과 쾌적성, 두 가지를 모두 충족시키는 것이 매우 어렵다는 것을 알 수 있다. 또한 기성 마우스가드의 잘못된 사용으로 인한 위해도 흔히 보고되고 있는 이상, 치과의사가 그 전문지식과 기량을 구사해 안전성과 적합성을 살리며, 장착했을 때의 느낌이 매우 뛰어난 마우스가드를 개발, 보급하는 데에 힘을 써야 한다. 모든 국민이 건강하며 풍요로운 스포츠 생활을 향유할 수 있도록 지원하는 것이 스포츠 치의학의 큰 의무이다.

1.2 스포츠 상해(외상, 장해)의 안전대책

〈스포츠 외상〉……… 외인성 상해 ……… 부상
예방 ──→ ① 체력, 기술 향상
② 규칙 준수 및 개정
③ 스포츠 환경 개선
④ 기구, 용구 및 보호구의 올바른 사용
〈스포츠 장해〉……… 내인성 상해 ……… 과사용 증후군
예방 ──→ 건강관리(medical check)

스포츠에는 위험이 불가피하게 내재되어 있으며, 스포츠 상해(외상 및 장해)의 진단, 치료학, 그리고 예방학을 연구 고찰하는 것은 "스포츠 치의학"의 중요한 핵을 이루고 있다. 연구 고찰에 앞서 스포츠를 이해하고 잘 아는 것이 중요하다는 것은 말할 것도 없다.

스포츠 외상은 외인성 상해로, 직접 혹은 간접적으로 외압이 작용해 발생하는 것으로 정의된다[1]. 경기특성으로 봐도 특히 접촉이 많은 스포츠에는 적어도 외상의 위험이 항상 따르게 된다. 또한 빠른 속도로 움직이는 스포츠는 부상이 발생할 확률이 높다[2]. 불가항력 혹은 원인을 알 수 없는 경우는 어쩔 수 없다 하더라도 그 외에는 적절한 대책을 강구한다면 예방할 수 있는 예가 매우 많다. 구체적으로 주의해야 할 점으로는 개인의 문제(몸의 상태, 체력, 기술, 훈련 내용 등), 기술 특성(규칙), 환경(운동장, 시설, 날씨, 기온 등), 기구와 용구 및 보호구(protector, supporter, taping 등)를 들 수 있다[3].

이에 대해 내인성 상해는 스포츠 장해라 불리는 것으로, 러너즈 니(knee)와 테니스 엘보(elbow) 등을 비롯한 소위 overuse syndrome(과사용 증후군)이라 불리는 상해와 외상성 내인성 상해로 나뉜다[1]. 외상성 내인성 상해는 명확한 외압의 작용이 없음에도 불구하고 갑자기 나타나는 것으로, 근육과 힘줄의 손상이 대표적이다. 예방법으로는 medical check를 비롯한 건강관리가 주체가 된다.

다만 실제로 이런 스포츠 외상, overuse syndrome, 외인성 내인성 상해의 명확한 구별을 하기 힘든 경우가 상당히 많기 때문에[4] 스포츠 상해의 적절한 진단 및 확실한 치료를 하는 데에 있어, 복귀 시기를 판단하는 데에 있어, 나아가 재발 예방책을 강구함에 있어, 개개 증례의 배경과 상처를 받은 기전을 충분히 음미하고 고찰하는 것은 매우 중요하다.

1.3 마우스가드란

- 외상으로부터 치아와 치주조직을 보호하고 구강 외상을 줄이는 것을 목적으로 장착되는 구강내 탄성장치

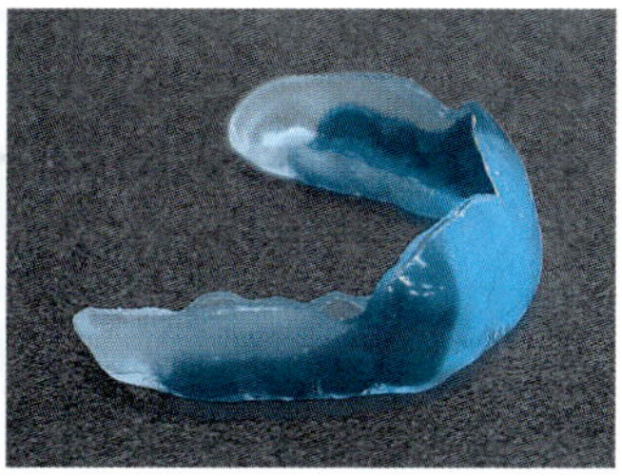
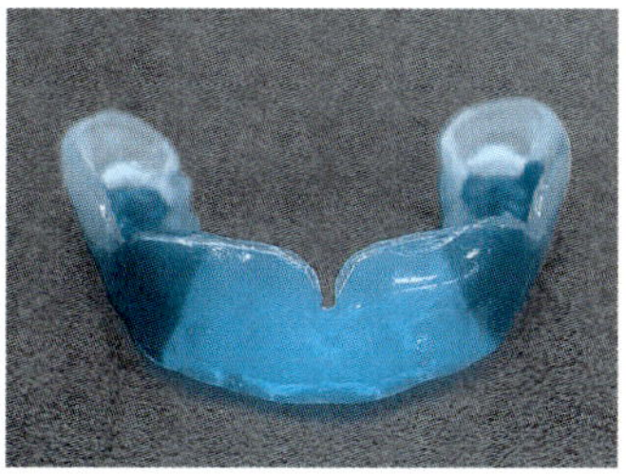
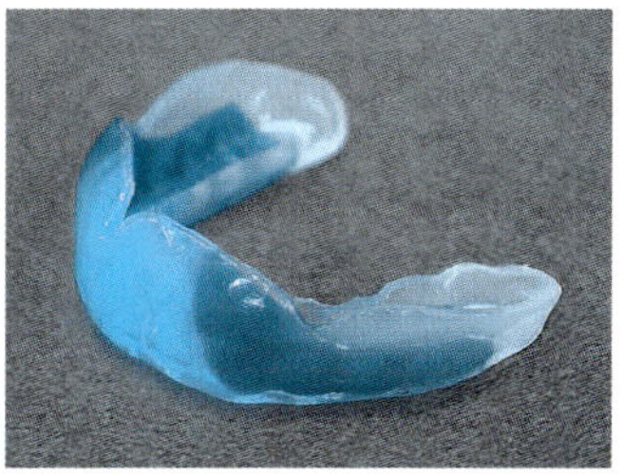

마우스가드는 외상으로부터 치아와 치주조직을 보호하고 구강 외상을 줄이는 것을 목적으로 장착되는 구강내 탄성장치이며, 통상 외상 발생률이 높은 상악치열궁에 장착된다. 하지만 반대교합(하악전돌)자에게는 하악치열궁에 장착할 것을 권장하고 있다[5].

마우스 프로텍터(mouth protector), 마우스피스(mouth piece), 혹은 검 실드(gum shield)라고도 불리는데 악기나 스쿠버다이빙용 마우스피스와의 혼동을 피하기 위해 최근에는 마우스가드라는 표현이 주로 쓰이고 있다.

참고로 각 학술단체 혹은 의치학 사전에 나오는 마우스가드의 정의를 아래에 열거해 보겠다.

[국제 스포츠 치의학회(전 미국 스포츠 치의학회)[6]의 정의]

An athletic mouthguard is a resilient device or appliance placed inside the mouth(or inside and outside) to reduce mouth injuries particularly to the teeth and surrounding structures(스포츠 마우스가드란 특히 치아 및 주위 조직의 상해를 감소시키기 위해 구강내 혹은 구강 내외에 장착되는 탄성 기구 혹은 장치이다).

[미국치과보철학회 치과보철학용어집(제7판)[7]의 정의]

A resilient intraoral device useful in reducing mouth injuries and protecting the teeth and surrounding structures from injuries(구강의 외상을 감소시키고 치아 및 주위 조직을 보호하는 탄성이 있는 구강내 장치).

[Stedman's Medical Dictionary 27th Ed.[8](스테드맨 의학대사전 제5판[9])의 정의]

A pliable plastic device, adapted to cover the maxillary teeth, which is worn to reduce potential injury to oral structures during participation in contact sports(상악치아를 덮기에 적합한 유연성이 있는 플라스틱 기구로, 격투기를 할 때에 구강 조직에 대한 외상의 가능성을 줄이기 위해 사용한다).

[Heinemann Dental Dictionary 4th Ed.[10]의 정의]

An appliance worn in the mouth to protect the teeth from injury during sporting activities such as boxing, rugby football, etc(권투, 럭비와 같은 스포츠 중의 외상에서 치아를 보호하기 위해 장착되는 구강내 장치).

[Concise Illustrated Dental Dictionary 2nd Ed.[11]의 정의]

Mouth guard protector: flexible appliance worn by boxers and rugby, hockey and lacrosse players to protect the teeth from trauma(외상으로부터 치아를 보호하기 위해 권투선수, 럭비, 하키 및 라크로스 선수가 장착하는 탄성 장치).

1.4 마우스가드의 필요성

일반적으로 악안면 영역에 입는 외상의 대부분은 교통사고, 넘어지거나 굴러 떨어지는 사고 등으로 인해 발생하며, 스포츠에 기인하는 비율은 약 10~20% 정도[12, 13]라고 하나 최근 스포츠 경기 수와 인구의 증가, 스포츠 경기의 다양화 및 경기 수준의 고도화로 인해 증가 경향을 보이고 있다. 특히 10~20대의 남성이 외상을 입는 경우가 많으며 외상을 입는 부위는 상악전치가 압도적으로 많다[14].

스포츠 뿐만 아니라 모든 것에 안전이 우선되어야 한다. 따라서 적절한 보호구를 착용하는 안전 대책은 최우선 사항이며, 치아와 구강 영역의 외상 방지를 위해 마우스가드는 필수 아이템이라는

표 1 스포츠 등 활동내용별 상해발생률(1996년도)(일본 스포츠 안전협회[15] 자료)

	활동내용	가입자수	발생례수	발생률
1	미식축구	9,204	1,021	11.09
2	걸스카우트	323	21	6.50
3	럭비	36,853	1,158	3.14
4	자동차조종	138	4	2.90
5	배구	858,024	23,244	2.71
6	철인3종경기	1,612	32	1.99
7	유도	108,585	2,134	1.97
8	역도	261	5	1.92
9	인디아카	56,224	1,048	1.86
10	비치발리볼	36,898	610	1.65
11	체조경기	39,510	649	1.64
12	총검도	1,465	22	1.50
13	권투	1,772	26	1.47
14	농구	399,930	5,772	1.44
15	경식 야구	42,881	607	1.42
16	자전거 경기	9,441	132	1.40
17	배드민턴	274,054	3,734	1.36
18	마술(승마)	8,423	111	1.32
19	소프트테니스	37,238	468	1.26
20	무술태극권	424	5	1.18
21	라이플사격	767	9	1.17
22	축구	1,104,637	12,739	1.15
23	공수도	100,542	1,126	1.12
24	아이스하키	20,423	209	1.02
25	해양소년단	455	4	0.8
26	핸드볼	18,977	166	0.878
27	테니스	115,545	968	0.84
28	레슬링	6,486	54	0.83
29	스케이트	12,208	99	0.81
30	연식 야구	1,039,344	7,584	0.73
31	소프트볼	1,003,889	6,966	0.69
32	하키	3,682	21	0.68
33	패러글라이딩	157	1	0.64
34	조깅	3,887	24	0.62
35	합기도	26,538	141	0.53
36	스키	70,422	368	0.52
37	스쿠버다이빙	417	2	0.48
38	산악등반	631	3	0.48
39	보트	1,723	8	0.47
40	여행	2,965	14	0.47
41	소림사권법	49,102	228	0.46
42	탁구	148,076	657	0.44
43	칼 쓰는 운동	7,880	34	0.43
44	게이트볼	96,971	408	0.42
45	스모	10,736	45	0.42
46	검도	344,595	1,353	0.39
47	반더포겔	261	1	0.38
48	지도활동	18,417	59	0.32
49	낚시	4,702	13	0.28
50	재즈댄스	12,710	33	0.26
51	기타	1,733,110	2,103	0.12

인식을, 접촉이 많은 스포츠(미식축구 등 충돌이 있는 경기)에 참가하는 선수는 물론, 보호자, 코치 감독, 경기단체 관계자에게 올바로 계몽할 필요가 있다.

그럼 마우스가드의 필요성을 스포츠 외상발생 실태를 통해 살펴보자. 재단법인 스포츠안전협회의 스포츠 등의 활동 중 상해조사(1996년도)[15]에 따르면, 외상 경험자는 가입자 9,193,682명 가운데 88,531명(발생률 0.96%)이며, 1년간 약 9만 명의 스포츠 선수가 부상을 입었다. 스포츠 등 활동내용별 상해발생률 및 상해 부위별 발생빈도 내역은 각각 표 1 및 표 2와 같다. 특히 두경부 영역(두부 안면, 경부, 구강, 눈, 귀, 코, 치아를 포함)의 발생빈도는 6,559례(7.4%)였다. 그 중 구강의 손상이 363례(0.4%)에 창상(創傷)이 262례(72.2%)로 가장 많았다. 치아의 손상이 769례(0.9%)로 특히 치아의 파절이 61례(7.9%), 치아의 탈구가 111례(14.4%)였다. 따라서 전신에서 차지하는 치아, 구강 영역의 스포츠 외상 발생빈도는 약 1.3%로, 외상사고 100건당 1건 정도의 발생률이라 할 수 있다.

하지만 역사적으로 가장 먼저 마우스가드 장치가 도입된 권투경기에서는 그 위험은 더욱 높아진다. 약간 오래된 자료이긴 하나, 권투외상 1,014례(1956~1965)를 조사한 요시다(吉田)의 보고[16]에 따르면 치아의 외상이 전체의 외상에서 차지하는 비율은 5.5%(57례)나 된다. 또한 요시다(吉田)는 "치아의 손상은 전치가 결손되는 경우가 많지만, 입을 벌린 상태에서 강한 공격력이 가해지면 하악골 골절을 일으키게 된다"고 기술하고 있다. 이 자료를 볼 때 대부분의 선수가 마우스가드를 착용했을 것이란 점에 주의해야 한다. 만약 마우스가드를 하지 않은 경우에는 외상 발생 위험성이 더욱 높아질 것이다. 상대방을 쓰러뜨리는 권투경기의 과격함을 말하는 수치라는 것은 분명하다.

또한 악안면 골절 771증례(1985~2000년) 및 스포츠에 의한 골절 148례(1977~2000년)에 관한 통계적 검토를 더한 아마카사(天笠)의 보고[17]에 따르면 스포츠로 인한 악안면 골절은 모든 증례의 16.9%에 이르며, 부위는 하악골(57.3%), 치조부(19.8%), 협골 · 협골궁(10.8%), 상악골(10.2%)이었다. 연령은 20대(49.3%)와 10대(33.8%)가 많았으며, 남녀 비율은 5.2 : 1이었다. 경기종목으로는 럭비(21.6%), 스키(20.3%), 야구(13.5%), 축구(10.8%) 등 주로 접촉성 스포츠에서 상처를 받는 경우가 많았으며 대인(충돌)사고(60.8%)가 가장 많았다.

또한 일본 체육 · 학교 건강센터의 재해 공제급부제도에 관한 최근의 보고[18]에 따르면 2001년도에 학교 관리 하에서 발생한 각종 장해에서 차지하는 치아장해의 비율은 제1위로 38.38%(208건/542건)이었다. 참고로 제2위가 외모, 노출부분의 추상장해로 21.22%(115건/542건), 제3위가 시력, 안구운동장해로 17.53%(95건/542건)이었다. 치아장해의 학교종별 내역은 보건소와 유치원 1건, 초등학교 15건, 중학교 56건, 고등학교 및 고등전문학교가 136건으로, 신체성장과 운동능력(기술, 근력, 호흡순환기능 등)이 높아짐에 따라 치아의 외상발생건수가 증가하는 것으로 보인다. 또한 이런 부상발생 상황에 대해서는 보건소 및 유치원에서는 보육 중, 초등학교에서는 휴식시간, 중학교와 고등학교 및 고등전문학교에서는 모두 과외 지도 중에 발생하였다.

청소년기의 운동, 스포츠 활동은 정신단련(마음), 운동능력의 성숙(기술) 및 신체의 건전한 성장(몸)에 효과적이라는 것은 매우 잘 알려진 사실이다. 안전하고 즐거운 스포츠, 운동활동의 더 큰 보급 촉진을 꾀하는 데에 있어서도 학교 관리 하에서의 치아 스포츠 상해 및 외상의 안전대책을 서두를 필요가 있다.

표 2 상해 부위별 발생빈도(1996년도)(일본 스포츠안전협회 자료)

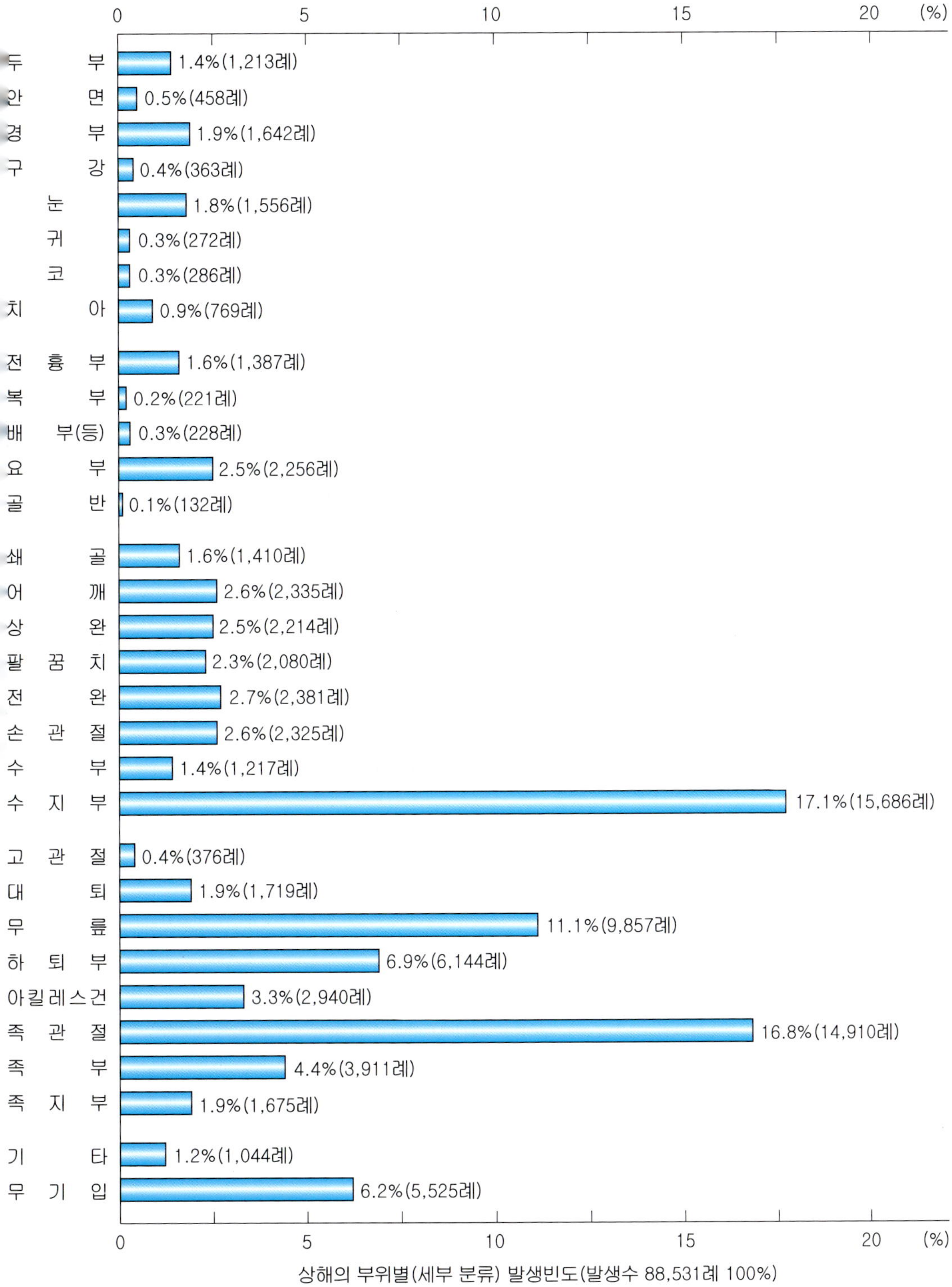

1.5 마우스가드 장착 의무 스포츠

〈안전의무화〉

미식축구

킥복싱(professional 및 amateur)

권투(professional 및 amateur)

태권도[주)]

〈일부의무화〉

아이스하키 …… 20세 이하 안면전체(full-face) 마스크를 장착하지 않는 선수는 맞춤형 마우스가드를 장착해야 한다.

주) 모든 선수가 맞춤형 마우스가드를 장착하는 것을 권장한다.

인라인하키 …… 20세 이하의 선수

공수도 ………… 유파, 단체, 시합별 독자 규정. 국제공수도연맹(극진회관) 등

라크로스 ……… 여자 선수만

주) 남자 선수는 facemask 및 턱끈이 달린 헬멧을 착용해야 한다. 여자 선수는 헬멧을 착용하지 않기 때문에 마우스가드를 장착해야 한다.

럭비 …………… 관동의치약 리그(관동 럭비 풋볼 협회)

기본적으로 접촉이 많은 스포츠에 참가하는 스포츠 선수는 마우스가드를 장착하는 것을 권장한다는 것은 앞서 말한 바와 같다. 현재 일본에서 경기규칙(완전 혹은 일부)상 마우스가드의 장착이 의무시되어 있는 스포츠 경기로는 권투, 킥복싱, 미식축구, 태권도, 럭비, 공수도, 라크로스, 아이스하키, 인라인 하키가 있다.

주) 2003년 9월에 세계 태권도 연맹(World Taekwondo Federation)이 경기규칙을 개정, 2003년 12월에 개최된 아테네 올림픽 세계전공 대회 이후 모든 공식경기에서 마우스가드의 장착을 의무화했다. 그 결과, 태권도선수가 장착해야 하는 보호구는 트렁크 프로텍터(trunk protector), 헤드 프로텍터(head protector), 그로인 프로텍터(groin protector), 포암 프로텍터(forearm protector), 신 프로텍터(shin protector), 마우스가드(mouth guard)의 6종류가 되었다.

1.6 마우스가드 장착 권장 스포츠

〈권장(국제 스포츠 치의학회)〉

아크로바트	라켓볼	농구	스케이드보드
승마	소프트볼	체조	배구
인라인스케이트	레슬링	무술	야구
투포환	권투	축구	미식축구
서핑	아이스하키	역도	밴디(bandy)
럭비	자전거경기	스키	필드 하키
스쿼시	핸드볼	수구	라크로스
스카이다이빙			

하지만 국제 스포츠 치의학회(전 미국 스포츠 치의학회)에서는 접촉이 많은 스포츠 뿐만 아니라 비접촉성 스포츠 등 다양한 스포츠 경기에서의 마우스가드 장착을 권장하고 있다[19].

투포환과 역도와 같은 비접촉성 스포츠에서 마우스가드 장착을 권장하는 이유는 외상 보호를 위해서만이 아니라 본인 스스로 입는 상처 혹은 상해 방지를 위해서이다. 즉, 스포츠 선수, 특히 경기 지향이 강한 선수는 가지고 있는 최대한의 힘 혹은 최대 이상의 힘을 발휘하기 위해 종종 이를 악물게 된다. 이렇게 이를 악무는 순간에 뜻하지 않게 치아 혹은 치관 수복물이 파절되거나 혀나 협점막을 깨물어 상처를 주는 경우가 있다. 또한 나이를 먹으면서 동반되는 생리적 교모보다 빨리, 혹은 과도한 치아의 교모 및 마모가 생길 가능성이 높다.

스포츠 선수의 교모 및 마모는 치아의 스포츠 장해, 소위 overuse syndrome(과사용 증후군)이라 인식해야 하며, 그렇기 때문에 정기적인 치아 검진을 통한 구강의 건강을 관리하는 것이 중요하다. 침해성 이갈이에 의한 악구강계의 파절 양상에 관한 weak link theory를 제창하는 Metha N 등[20]에 따르면 중정도(中程度)에서 중도(重度) 이갈이 환자의 약 90%가 치아, 치주조직 혹은 턱관절(저작근을 포함) 중 일부 부위에서만 증상이 발견된다고 한다. 치아 검진을 할 때에는 치아의 장해(교모, 마모)만을 검사하는 것이 아니라, 치주조직(치주염)과 저작근, 턱관절(턱관절증)에 장해가 발생할 수 있다는 점을 염두에 둘 필요가 있다.

다만 실제로는 스포츠 선수 중에 이를 악무는 습관을 버리게 하는 것은 매우 어려우므로 적절한 교합관계를 유지, 관리하는 방편으로 마우스가드를 응용하는 것이 좋을 것이다[21, 22].

1.7 마우스가드 장착 효과

- 치아의 상해방지
- 구강연조직(입술, 뺨, 혀)의 외상 방지
- 악골 및 턱관절 상해 방지
- 두경부 외상 방지
- 심리적 효과 및 운동 능력 향상
- 경제적 효과

마우스가드 장착의 주요 기능 및 효과는 직접적 혹은 간접적 외압에 의한 치아의 상해 방지와 자신 혹은 타인의 치아에 의한 구강연조직(입술, 뺨, 혀)의 외상 방지, 그리고 충격력으로부터 악골과 턱관절을 보호하는 것이다[23].

일본 마우스가드(당시 마우스피스)의 선구자인 大久保信一 등에 의해 1961년에 권투선수에서 마우스가드의 외상방지 효과에 관한 검증 자료가 보고되었다[24]. 20~25세의 권투 초보자 13명에게

표 3 권투 스파링(3분)에서의 구강외상 발생(大久保 등, 1961[24]에서 일부 개정)

증례	마우스가드 미사용			마우스가드 사용			
	연조직 손상	경조직 손상		연조직 손상	경조직 손상		
		치아파절	악골골절		치아파절	동요	악골골절
1	+	+	−	−	−	+	−
2	−	++	−	−	−	−	−
3	++	+	−	+	−	−	−
4	+	++	−	−	−	−	−
5	+	−	−	−	−	−	−
6	+++	++	−	−	−	−	−
7	−	+	−	−	−	−	−
8	+	−	−	−	−	+	−
9	++	+	−	+	−	+	−
10	+	+	−	−	−	−	−
11	++	+	−	+	−	−	−
12	+	−	−	−	−	−	−
13	+	+	−	+	−	−	−

마우스가드 장착 유무 조건 하에서 각각 실제 스파링을 시켜 경조직(치아, 악골) 및 연조직의 손상 정도를 비교하였다. 결과는 표 3과 같았다. 마우스피스를 장착하지 않고 시합을 하면 90%의 연·경조직부에 손상을 입었지만, 착용을 함으로써 연조직에서 13례 중 3례, 경조직에서는 13례 중 2례로 손상 정도가 매우 감소되었다는 것이다. 이러한 연구는 이제 두 번 다시 못할 것이라는 의미에서 매우 귀중한 연구 자료이다.

마우스가드는 외압으로부터 자신의 치아, 구강연조직 및 턱을 보호할 뿐만 아니라 치아로 인해 상대방이 부상을 입는 것을 방지해 주는 역할도 해준다. 치아도 때로는 흉기가 된다. 흉기가 될 수 있는 치아를 마우스가드로 감싸 상대에게 상해를 입히지 않도록 배려하는 것은 매우 중요하다[25)].

그밖에 뇌진탕과 뇌에 주는 충격을 줄이는 효과도 설명되고 있다[26, 27)]. 나아가 마우스가드로 보호받는다는 안도감에서 더욱 힘껏 경기를 할 수 있다는 심리 효과를 강조하는 보고와 운동 능력에 좋은 영향을 준다는 임상보고도 많이 볼 수 있다[28~30)]. 또한 외상치료에 드는 시간과 비용에 관한 경제적 절감효과도 당연히 볼 수 있다[31)]. 하지만 두경부 손상의 방지효과에 대해서는 증거가 적다는 것은 부정할 수 없는 사실이다[32)]. 운동 능력에 좋은 영향을 준다는 것에 대해서도 심리학적 효과(placebo)가 많이 섞여 있을 가능성이 지적되고 있다[5)].

1.8 두부(頭部) 외상(뇌진탕)과 마우스가드

- 현재 마우스가드의 뇌진탕 예방(경감) 효과는 있다 혹은 없다고 단언할 수 없다.

마우스가드의 뇌진탕을 포함한 두부 외상에 대한 예방효과는 Stenger 등의 증례보고 혹은 Hickey & Morris의 시체 두개골을 이용한 기초적 연구보고[34] 등을 근거로 오랫동안 암시되어 오기는 하였으나, 실제 예방효과를 검증한 임상연구는 적다. Winters JE and Leahy SR에 의한 NCAA division III 소속 대학 미식축구 17팀, 선수 1389명을 대상으로 한 앙케이트 조사[35]에 따르면 1997년 시즌 중에 직접적인 두부 타박에 의한 75례의 두부 외상이 발생했다. 그 외상을 입은 71명이 외상을 입을 당시에 마우스가드를 장착하고 있었으며, 사용 마우스가드의 종류 내역은 9명(12%)이 Stock 마우스가드(기성품)를, 42명(60%)이 Cut off 마우스가드(반기성 boil & bite 타입을 구치부에서 잘라낸 소형)를, 그리고 8명(11%)이 맞춤형 마우스가드를 사용했다고 한다. 하지만 그들은 마우스가드를 사용했던 선수에 두부 외상이 발생했다는 실태에 대한 고찰은 전혀 언급하지 않은 채, Cut off 마우스가드의 위험성만을 주장했다. 또한 미국대학농구협회에 대한 역학조사 결과[36]에서도 마우스가드 사용자와 비사용자 간의 뇌진탕 발생률에 통계학적 유의차가 인정되지 않았다는 보고가 있다.

이처럼 마우스가드가 뇌진탕 예방 혹은 경감 효과가 있다고 단정할 수 없는 것이 사실이다. 단, 이전에 열렸던 스포츠에 있어서의 뇌진탕에 관한 국제 심포지엄에서 Piccininni가 마우스가드의 뇌진탕 경감 효과의 기전에 관한 두 개의 가설을 제시하였다[37, 38]. 하나는 하악골에 외압이 가해졌을 때에 상악골, 턱관절 및 두개골에 전달되는 유해한 힘을 마우스가드가 흡수, 분산시킬 수 있다는 것이다. 다른 하나는 마우스가드를 씹음으로 경부 주위근군의 활동성이 커져 두부가 고정되고 두부 회전 속도를 감소시킬 수 있다는 것이다. 이러한 가설들에 대해서도 앞으로의 과학적 검증이 있어야 할 것이다.

〈두부 외상 예방 포인트(川原 貴, 1999년[39])〉
- 두부 외상에 관한 지식을 갖는다.
- 신체 접촉 시에 머리를 들어 머리부터 부딪치지 않는다.
- 체력 훈련, 특히 경부근육을 단련한다.
- 건강관리, 특히 두통 점검

보통 두부 외상은 크게 두피 손상, 두개골 손상 및 뇌손상으로 나뉘는데, 뇌진탕은 뇌 내부의 순간적인 뒤틀림에 의한 경도 뇌손상이다. 지금까지 사망에 직결하는 중증 두부 외상에 대한 대처법과 안전대책은 많이 나왔으며, 규칙 개정, 헬멧과 헤드기어(head gear) 등의 도입과 같은 안전대책으로 큰 도움을 얻고있는 경기가 많다. 그런데 일과성 증상으로 흔적도 없이 낫는 뇌진탕의 진단, 대책은 약간 뒤쳐진 것 같다. 하지만 두부 타박이 반복된 결과 일어나는 중증의 영속적인 인지기능 장애가 문제시 되게 되었다. 소위 punch drunker syndrome 혹은 punch-drunk syndrome으로, 권투의 예가 유명하다. 그뿐만 아니라 아무리 가벼운 뇌진탕이라 해도 두 번째 두부 타박으로 단숨에 치명적인 상태를 불러올 수 있다는 것(소위 second impact syndrome)이 최근 알려지게 되어 뇌진탕에 대한 신중한 대처와 유효한 안전대책을 강구할 필요성이 매우 높아졌다. 예를 들어 전미 10대학 미식축구 선수 393명 중 34%가 뇌진탕을 경험하였으며, 13%는 학습장해의 기왕력이 있었다[40]. 또한 네덜란드의 프로 축구선수를 조사[41]한 결과에 따르면 연간 800회의 헤딩을 하고 있으며, 54%의 선수가 뇌진탕을 경험하였다. 그리고 정신심리테스트 결과, 기억과 인식에 있어 점수가 낮았다고 한다.

〈두부 외상의 외상을 받는 기전(山下俊紀, 2000년[42])〉
- 대물충돌 ………… 야구 등에서 공 등의 날아온 물체
- 대인충돌 ………… 럭비 등에서 상대 선수와의 충돌
- 구　　타 ………… 권투 등에서의 구타
- 전락(轉落) ………… 승마나 자전거 등에서 굴러 떨어짐

뇌진탕을 포함해 두부 외상의 외상을 받는 기전은 ① 야구나 골프공 등의 날아온 물체에 맞는 것, ② 유도, 럭비, 축구 등과 같이 전도, 충돌에 의한 것, ③ 권투로 대표되는 구타, ④ 승마나 체조에서의 굴러 떨어지는 것으로 나뉜다[42]. 또한 축구에서 뇌진탕으로 외상을 받는 기전으로는 헤딩시의 공과의 충돌뿐만 아니라 상대 선수의 두부와의 충돌을 오히려 더 주요한 원인으로 보고 있다[43].

〈**두부 외상(뇌진탕)의 발생기전**(일본 임상스포츠의학회, 2001년[44])〉

두부 타박 ⟶ 두부가 격렬하게 움직인다(가속) 혹은 격렬한 두부의 움직임이 갑자기 멈춘다(감속) ⟶ 뇌의 일그러짐

외상을 받는 기전은 아니지만 두부 외상의 발생기전은 두부 타박에 의해 머리 전체가 격렬하게 움직이거나(가속), 격렬한 머리 전체의 움직임이 타박 순간에 갑자기 멈추는 것(감속)으로 설명된다. 둘 다 머리 전체의 움직임이 갑자기 변화한다는 것에서는 같은 결과를 낳으며, 두개골 내에 있는 뇌가 순간적으로 일그러지게 된다. 이것이 메커니즘(mechanism)이다. 그래서 종종 가속 골절이라고도 불리며, 그 중 정도가 가벼운 것이 뇌진탕이다[44]. 실제로 谷 등 일본의 프로권투선수 632명을 대상으로 한 앙케이트 조사 결과[45]에 따르면, 시합 중에 받아 유효했던, 혹은 KO가 된 펀치에 의한 실제 증상으로는 머리가 멍해진다; 76.2%(429명), 다리에 힘이 풀린다; 8.5%(48명), 의식이 순간 꺼진다; 5.7%(32명) 등, 9할 이상이 뇌진탕 관련 증상으로 볼 수 있었다. 또한 그렇게 된 펀치로는 턱 혹은 측두부에, 훅(hook)과 같은 머리가 돌아가는 펀치가 많았다. 호주에서 럭비 두부 외상 100증례를 영상 분석한 McIntosh 등의 보고[46]에서도 마찬가지로 측두부에의 가격에 의한 것이 61례로 가장 많았고, 외상 발생시의 평균 이동속도 및 충격 에너지는 각각 4 m/s 및 56 J였다고 추정된다.

1997년에는 미국 신경학회가 특히 스포츠에서의 뇌진탕을 "부상으로 인해 정신활동이 장해를 일으키는 것"으로 정의하였으며, 그 특징을 혼란과 건망으로 구분 짓고, 의식의 상실 유무는 필수가 아니라고 제기했다. 그리고 뇌진탕의 최신 분류(3단계)와 가이드라인을 제출하였다[47]. 또한 일본 임상스포츠의학회 학술위원회 뇌신경외과부회가 2001년에 두부 외상의 의학적 지식과 현장에서의 대처법에 관한 소책자[44]를 발행하였으니 참고하기 바란다.

그리고 平川[48]는 뇌진탕을 방지하는 방법이 있느냐는 점에 대해 아래와 같이 저술하였다.

"스포츠를 하는 한 충돌은 피할 수 없다. 따라서 뇌진탕을 완전히 막을 방법은 없다. 하지만 뇌진탕을 가볍게 하는 것은 가능하다. 중요한 것은 장비, 특히 보호구의 개발이다. 헬멧이 이에 해당한다. 지나치면 장비로 인해 오히려 장해가 커지게 된다. 근본적으로는 규칙의 개정이 도움이 될 것이다. 나아가 충돌을 견딜 수 있는 몸을 만드는 것은 대전제이다."

1.9 마우스가드의 구비요건

마우스가드가 구비해야 할 요건으로 아래의 사항을 들 수 있다[12, 23, 25, 49].

- 치아 및 치주조직에 잘 적합하며, 치아와 상하악에 가해지는 충격을 충분히 흡수, 분산한다.
- 발성, 호흡 등 구강의 모든 기능을 저해하지 않고 경기에 집중할 수 있다.
- 탈착이 용이하며, 경기 중에 빠지지 않는다.
- 인체에 위해성이 없으며 불쾌한 맛, 냄새가 안 난다.
- 내구성이 뛰어나다.
- 값이 싸며 비교적 제작과 조정이 용이하다.

1.10 마우스가드의 종류

마우스가드는 크게 다음의 세 종류로 나뉜다[5, 12, 23, 25, 27, 50~52].

〈맞춤형(custom-made) 마우스가드〉

경기자 개개의 치열 모형에 따라 제작된 마우스가드

① 로스트왁스(lost wax)법

② 시트(sheet) 압접법

〈마우스폼드(mouth-formed) 마우스가드〉

스포츠용품점 등에서 구입할 수 있는 시판 마우스가드 가운데 선수가 적당히 조정해 사용하는 반기성 마우스가드

① Boil & Bite(온탕 가열형)

② Shell & Liner(2층 구조형)

〈스톡(stock) 마우스가드〉

스포츠용품점 등에서 구입할 수 있는 시판 마우스가드 가운데 조정이 불가능한 기성 마우스가드

[맞춤형 마우스가드]

경기자 개개의 치열 모형에 따라 제작되는 마우스가드로 경기 종목과 특성에 따라 마우스가드 외형, 각 위치의 두께, 교합관계 부여가 가능하며, 적합성과 쾌적성이 뛰어나다[53~55].

왁스업, 매몰, 왁스의 제거, 재료충전, 가열(중합, 가류) 등의 과정을 거쳐 제작하는 방식(로스트 왁스법)과 시트 재료를 치열모형에 압접, 흡인해 제작하는 방식(시트 압접법)이 있다.

원래 맞춤형 마우스가드는 로스트왁스법으로 제작되었었는데[56], 미국에서 고교·대학 미식축구 선수에게 마우스가드 장착이 의무화된 1962년 이후, 치과의사(회), 학교, 코치가 협력해 시, 학교 단위에서 대량으로 마우스가드를 한 번에 제작·제공할 필요성이 생겨나게 되어 간편하면서 대량제작이 용이한 시트 압접법이 도입되었으며, 급속도로 보급되었다고 한다. 이것이 바로 스쿨 마우스가드 프로그램[57]인데, 최근에는 프로젝트 마우스가드라고도 불린다[58].

마우스폼드 마우스가드]

반기성 마우스가드로 스포츠용품점 등에서 구입할 수 있는 시판 마우스가드 가운데 선수가 적당
히 조정해 사용하는 마우스가드이다. 끓는 물에 넣어 연화시켜 적합시키는 Boil & Bite(온탕 가열
형) 타입과 기성 마우스가드에 내장재를 넣어 적합시키는 Shell & Liner(2층 구조) 타입이 있으며,
각 제조사가 다양한 연구와 개량을 거친 제품을 내놓고 있다.

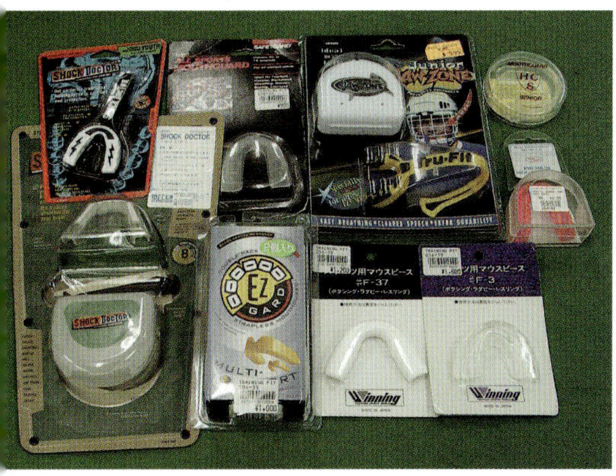

마우스폼드 마우스가드
(Boil & Bite 타입)

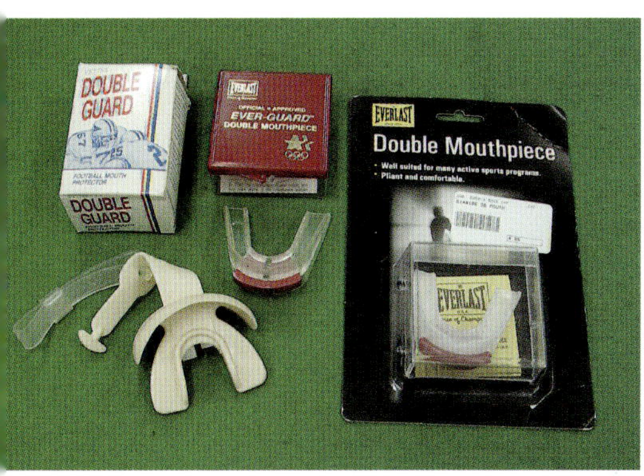

상하일체형 마우스폼드 마우스가드
(Boil & Bite 타입)

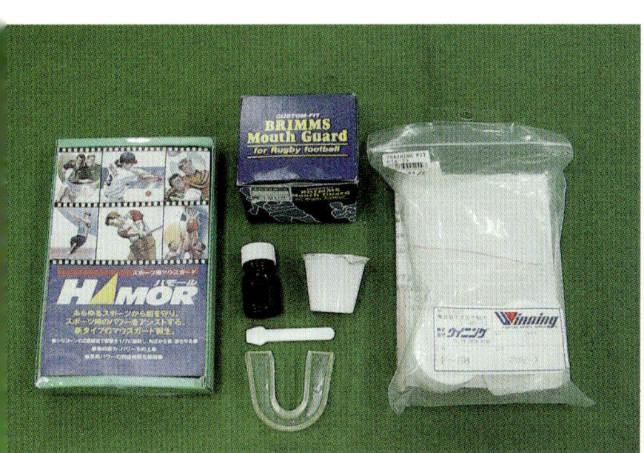

마우스폼드 마우스가드
(Shell & Liner 타입)

[스톡 마우스가드]

기성 마우스가드로 스포츠용품점 등에서 구입할 수 있는 시판 마우스가드 가운데 조정이 불가능한 마우스가드이다. 장착감은 물론 치열에 적합성이 나쁘다. 사용시 발음과 호흡이 매우 어렵게 된다. 또한 구강내에서 유지하기 위해 마우스가드를 깨물어야 하므로, 폐구근의 긴장과 피로 등을 종종 경험하게 된다.

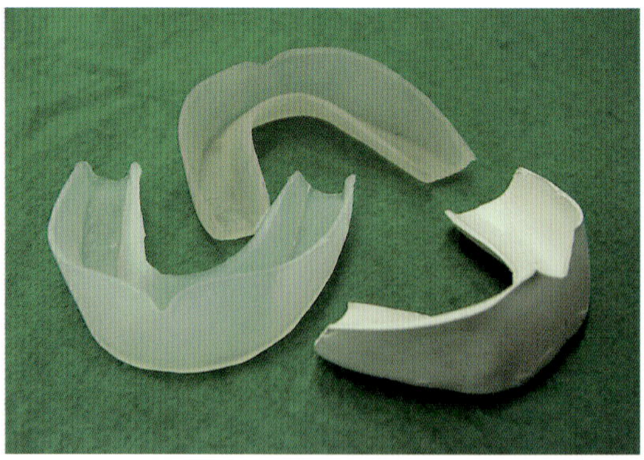

1.11 시판하는 기성 마우스가드의 문제점

스톡 및 마우스폼드 마우스가드와 같은 시판 마우스가드는 값이 싸고 구하기 쉽다는 것이 장점이지만, 선수 자신에게 적절한 조정을 기대하기 어렵다는 문제가 있다[59, 60] (그림 1).

그림 1 야구선수가 사용하던 마우스폼드 마우스가드(Boil & Bite 타입)

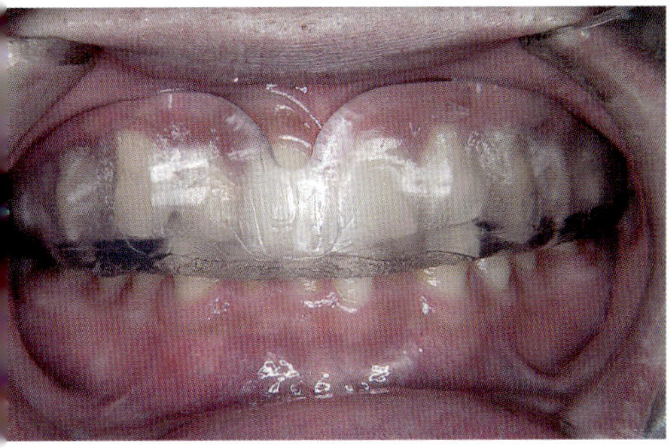

중심이 약간 오른쪽으로 틀어져 마우스가드를 형성하였기 때문에 상순소대가 압박되었다.

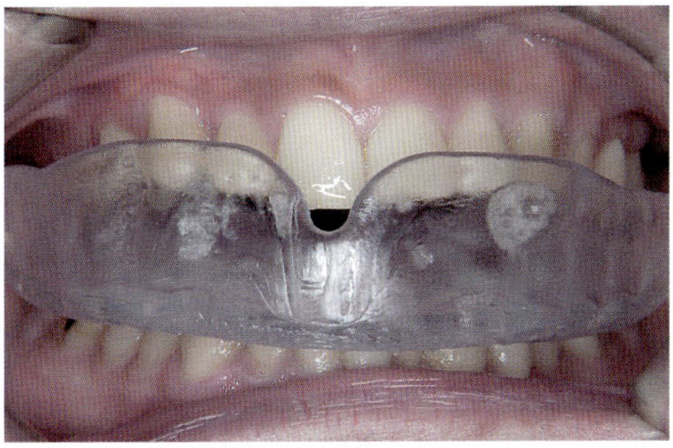

개구시에는 유지력이 부족해 떨어진다.

기성 마우스가드에 대한 불쾌감과 호흡, 발음장애를 호소하는 선수는 상당히 많으며, 결국 사용을 중단하는 사람도 적지 않다[61]. 하지만 마우스폼드 마우스가드도 충분한 충격흡수 및 분산 능력을 가진 재료로 만든 것으로, 나름대로 유용성이 있는 재료이다. 예를 들어 해외 원정 중에 맞춤형 마우스가드를 잃어버렸다. 예비 마우스가드는 없다. 혹은 안 가지고 왔다. 이럴 경우에는 어떻게 할 것인가? 그럴 때에 응급 마우스가드로서 시판하는 기성 마우스가드는 매우 유용할 것이다. 형태 수정만 잘 하면 충분한 보호 기능을 발휘하며 나름대로 쾌적성도 얻을 수 있다. 그를 위해서도 선수들에게 적절한 마우스가드 성형 조정법을 교육, 지도하는 강습회를 개최할 필요가 있다.

다만, 부적합한 마우스폼드 마우스가드의 사용으로 인한 선유종 발생 증례 보고[62]와 오연(誤嚥) 사고 보고[63]도 많이 보여진다는 점에서 맞춤형 마우스가드를 사용하는 것이 바람직하다. 혹은 경제적 부담을 줄인다는 의미에서는 치과의사에 의한 시판 마우스가드 성형 작업 대행 서비스도 생각해볼 수 있다.

[기성 마우스가드의 형태 조정 포인트]

- 치아와 잇몸에 딱 맞춰 떨어지지 않게 한다.
- 순협측의 두께는 3 mm를 확보한다.
- 앞니뿐만 아니라 어금니도 모두 덮는다.
- 치아의 맞물림도 고려해 안정시킨다.

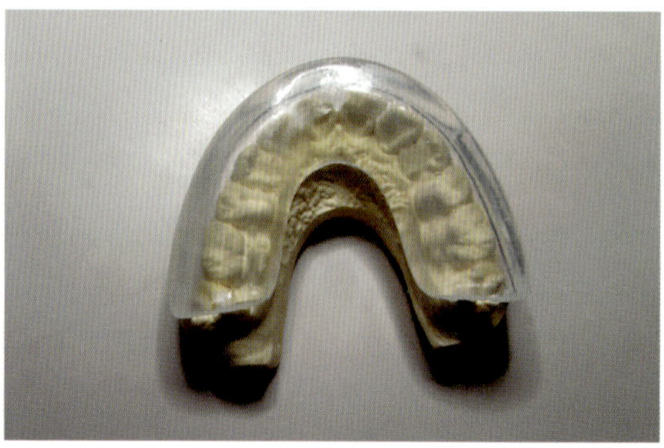

작업용 모형에 시판 마우스가드를 맞춰 뒷면과 측면이 길면 미리 가위로 조정해 둔다.

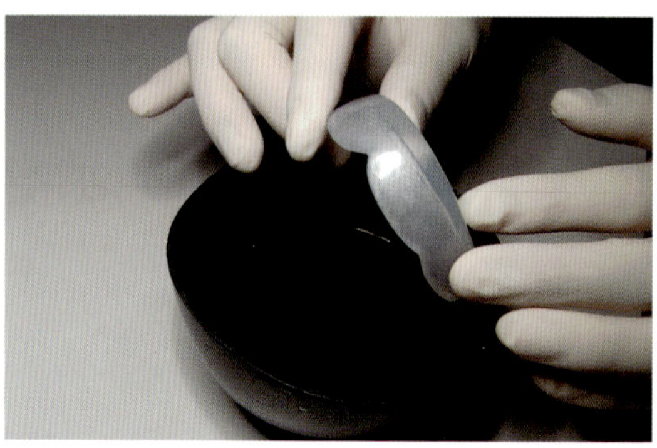

시판 마우스가드를 끓는 물에 넣어 부드럽게 만든다. 이때 화상을 입지 않도록 주의한다.

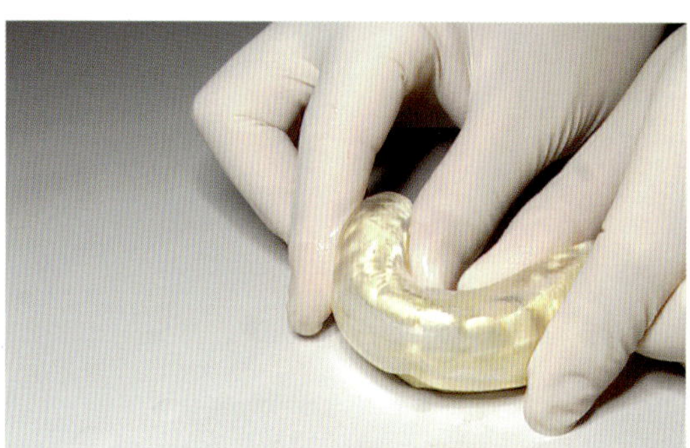

끓는 물에서 꺼낸 시판 마우스가드를 작업용 모형에 잘 맞춘다.

1.12 마우스가드의 재료

세계에서 가장 오래된 마우스가드는 Gutta percha제였다고 한다[32, 64]. 맞춤형 마우스가드에 쓰이는 열가소성 탄성재료로는 에틸렌 초산비닐 공중합체(ethylene-vinyl acetate copolymer; EVA), 폴리올레핀(polyolefin; PO), 염화 폴리비닐, 폴리우레탄, 천연 고무, 실리콘 고무, 소프트 아크릴릭 레진 등이 있다. 최근 클라레 메디컬 회사가 마우스가드용 신소재 하이브라를 개발하고 있다. 표 4에 일본에서 입수 가능한 마우스가드의 재료 및 성형기 일람을 제시했다.

표 4 마우스가드 재료 및 성형기 일람(2003년 12월 현재)

<시트 압접법용 재료>

상품명	재질명	판매원	제조원	시트형상
MG21	폴리올레핀	모르텐 메디컬	모르텐 메디컬	각형/원형
임팩트 가드	폴리올레핀-폴리스틸렌 블록 공합체	지시(G-C)	지시(G-C)	각형
저스터치	하이브라	모리타	클라레 메디컬	각형
바이오플라스트	EVA	모리타	조이덴털사(독일)	원형
컬러 바이오플라스트				원형
마우스가드시트	EVA	요시다	울트라덴트사(미국)	각형
마우스가드시트라미네이트				각형
플랫폼 시트	EVA	모르텐 메디컬	덴털리소시즈사(미국)	각형
컬러 라미네이트				각형
소프트시트				각형
하드시트				각형
2층 라미네이트				각형
엘코플렉스	EVA	닛키소, 알파메디컬	엘코덴트사(독일)	원형
컬러 마우스가드				원형
둘포 소프트	EVA	린카이	드레이브사(독일)	각형
피트가드	EVA	마트리더	모트로이드사(미국)	각형
마우스가드용 지스크	EVA	야마하치 치재공업	내셔널키스톤사(미국)	각형
.040마우스가드	EVA	덴트레이드	내셔널키스톤사(미국)	각형
.080마우스가드				각형
.120마우스가드				각형
.150마우스가드				각형
선스타 마우스가드시트	EVA	선스타	선스타	각형

(계속)

<시트 압접법용 재료>

상품명	재질명	판매원	제조원	시트형상
마우스가드재	EVA	다이에이 치과산업	드레이브사(독일)	원형
마우스가드재 컬러 3.0				원형
마우스가드재 컬러 5.0				원형
마우스가드재 콤비				원형
마우스가드트리오				원형

<로스트왁스법용 재료>

상품명	재질명	판매원	제조원	형상
MG21	폴리올레핀	모르텐 메디컬	모르텐 메디컬	봉상
SR-이보컵 엘라스토머	탄성레진	하쿠스이 무역	이보클라르비바덴트사 (리히텐슈타인)	가루액
오소콘	실리콘계 수지	덴츠프라이산킨		봉상

<마우스가드 성형기>

상품명	성형방식	판매원	제조원
프로폼 버큠 포머	흡인식	모르텐 메디컬, 지시	덴털리소시즈사(미국)
울트라 포머	흡인식	요시다	울트라덴트사(미국)
엘코폼 RVE	흡인식	닛키소	엘코덴트사(독일)
퍼큐포맷	흡인식	린카이	드레이브사(독일)
버큠 어댑터 I	흡인식	야마하치 치재공업	내셔널키스톤사(미국)
에어백XQ	흡인식	야마하치 치재공업	내셔널키스톤사(미국)
덴티포머 II	흡인식	피드	덴티폼사(미국)
버큠 포머	흡인식	덴트레이드	내셔널키스톤사(미국)
미니스타	가압식	모리타	조이덴털사(독일)
엘코프레스 ES2002	가압식	닛키소	엘코덴트사(독일)
엘코프레스 ES-200E	가압식	닛키소	엘코덴트사(독일)
둘포맷 SQ	가압식	린카이	드레이브사(독일)
듀얼 포머	흡인식·가압식	다이에이 치과산업	다이에이 치과산업

그 중에서도 에틸렌 초산비닐(EVA)과 폴리올레핀(PO)을 주성분으로 한 재료가 높은 평가를 받고 있으며, 아래에 해설을 추가한다. EVA계 재료와 폴리올레핀계 재료의 주요 물성(物性) 데이터는 표 5와 같다. 이 데이터를 통해 EVA계 재료와 폴리올레핀계 하드 타입 재료의 물성(物性)이 거의 동등하다는 것을 알 수 있다.

표 5 폴리올레핀계 재료와 EVA계 재료의 주요 물성(物性) 데이터(모르텐 메디컬사 자료)

재료명	경도 (JIS-A)	인열강도 (N/mm)	인장강도 (N/cm²)	신축성 (%)
폴리올레핀(PO)				
Hard	82	60.4	2190	840
Regular	76	44.1	1240	920
Soft	75	34.0	838	980
에틸렌 초산비닐(EVA)	81	48.1	1871	840

표 6 2층 라미네이트 마우스가드편의 박리시험 결과(Ueno 등, 2002)

재료	박리강도(N/25mm)
EVA 1	26.6±2.94
EVA 2	50.4±3.87
EVA 3	67.9±3.23
폴리올레핀(PO)	178 이상

시험수: 각 3, 치수: 25×60mm, 접착면적: 25×30mm, 표면처리: 없음, 접착제: 미사용)

에틸렌초산비닐(EVA)계 재료]

에틸렌(경질 블록)과 초산비닐(연질 블록)의 공중합체. 상온에서는 일정탄성체이나, 온도가 상승함에 따라 에틸렌이 녹아 성형 가능한 상태로 변화한다. 고무에 비해 가볍고 투명하며, 내오존성이 좋고 무독성이다. 초산비닐 함유량이 많으면 많을수록 유연성이 커지고 융점이 낮아지며 접착성이 좋아진다. 초산비닐 함유량이 적은 것은 내약품성이 좋지만 초산비닐 함유량이 적으면 방향족계, 염화탄화수소에 녹으며 유류에 오염되기 쉽다. 현재 입수 가능한 마우스가드용 탄성재료의 대부분이 EVA로, 초산비닐 함유량은 약 20~30% 정도이다. 또한 라미네이트 성형 가공 시에는 접착제를 병용하는 것을 권장하고 있다.

폴리올레핀(PO)계 재료]

화학적으로 안정되어 있으며, 무미무취. 주성분인 폴리올레핀 및 착색용 안료에 환경 호르몬이 전혀 없으며, 생체에 안전성이 높다. 특히 가열용착성이 뛰어나 라미네이트 성형 가공 시에 접착제가 필요 없다. 최근에는 라미네이트 마우스가드가 주류로 적층가공시의 접착성이 높아야 하는데, 이미 2층 라미네이트 폴리올레핀계 재료 시험의 박리강도는 EVA계 재료의 그것보다 월등히 높다는 것이 보고되고 있다(표 6)[65]. 나아가 흡수성은 거의 없어 물 속에서 안정적인 물성을 보여준다는 점에서 구강내 환경에서도 재료 안정성은 충분히 높다고 볼 수 있다(그림 2).

그림 2 폴리올레핀계 재료와 3종 EVA계 재료의 흡수시험 결과(Ueno 등, 2002)

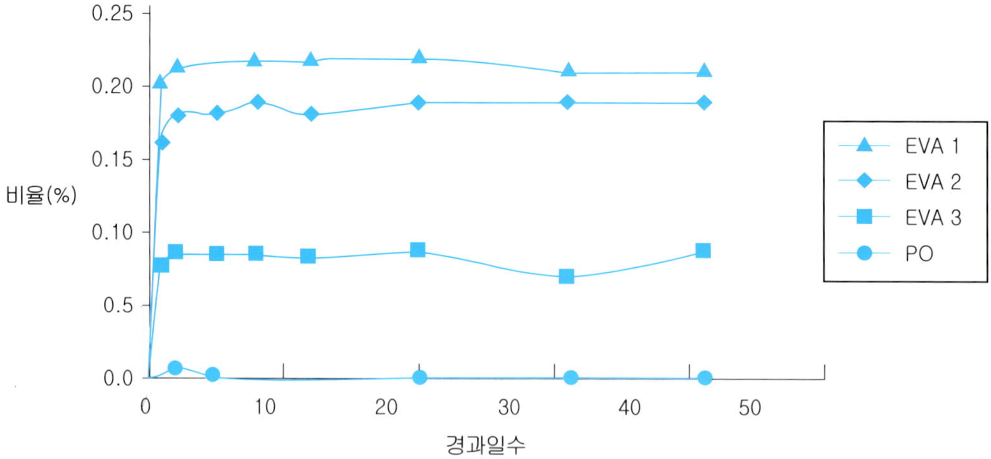

2 맞춤형 마우스가드의 임상

2.1 진찰, 진단, 전처치

마우스가드를 제작 제공하는 데에 있어 우식, 치은염, 지치주위염을 비롯한 치과 질환에 대한 적절한 치료는 원칙적으로 종료되어 있어야 한다. 또한 외상기왕력이 있는 자가 다시 외상을 받을 확률은 4~30%로 보고되고 있다[66]. 따라서 치아의 외상기왕력 있는 자에 대해서는 외상 경력 및 치료력을 충분히 문진, 진찰하여 불량 수복물과 보철물이 있을 때에는 적절한 치료를 한 뒤에 마우스가드를 제공하는 것이 바람직하다.

이미 지나친 Overjet(전치돌출)와 구순의 치아 피개부족(짧은 구순)의 두 가지가 치아외상의 위험요인이라는 것과 전돌치를 가진 아이의 외상발생 빈도는 정상교합인 아이의 약 2배라는 것이 명백해졌다[66]. 또한 Forsberg and Tedestam은 외상 발생 예측인자인 Overjet의 역치는 4 mm 이상임을 시사하고 있다[67]. 따라서 부정교합자에 대해서는 치과적 문제점 자체와 스포츠 외상발생의 위험 등을 잘 설명하여 치과교정 치료로 본질적인 위험요인 관리를 지도해야 한다.

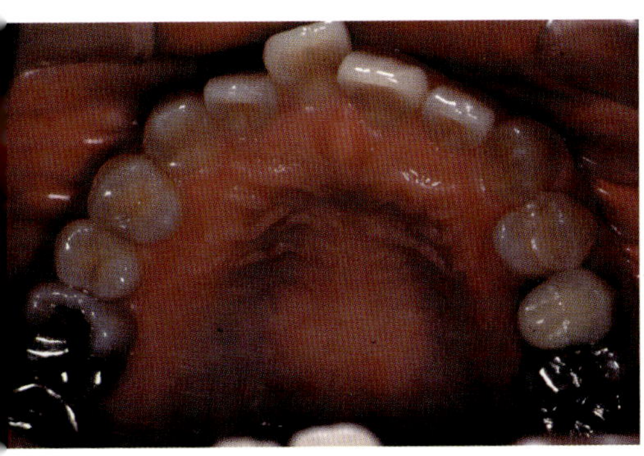
우측 중절치의 순측 경사

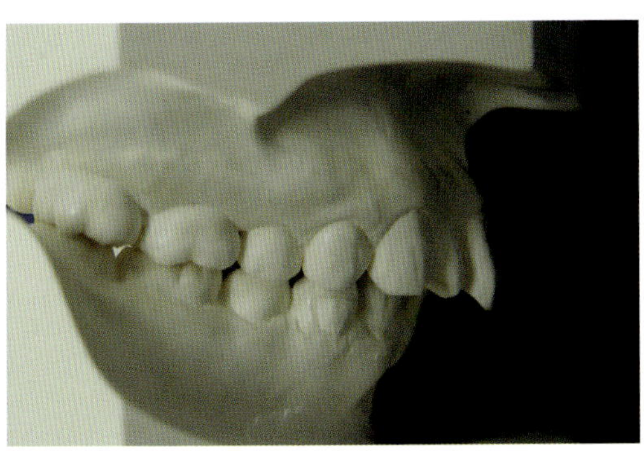
상악 전돌

2.2 인상 채득

● 잔존치의 정확한 인상은 물론, 구강전정부도 확실하게 인상을 채득한다.

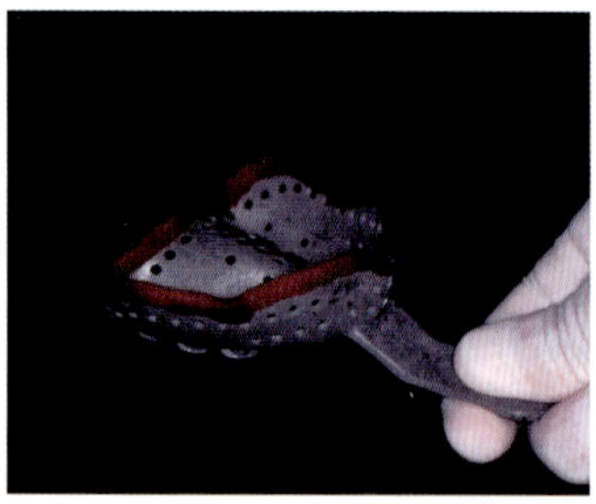
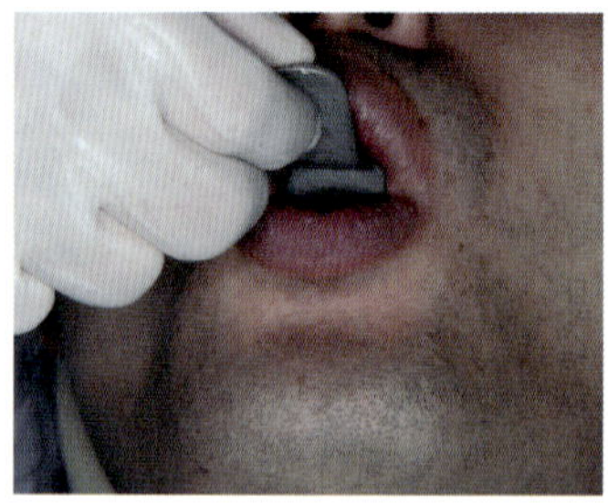
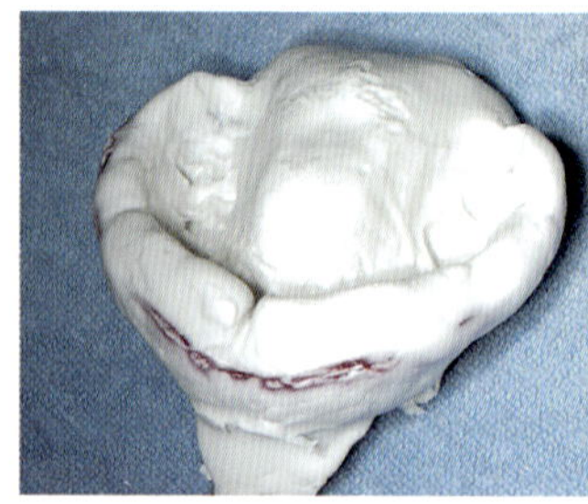

인상 채득은 맞춤형 마우스가드 제작의 첫 단계이자 가장 중요한 단계이다. 치면 청소를 한 두 기성 트레이(tray)와 알지네이트(alginate) 인상재를 이용해 치아(치열), 치주조직, 소대 및 치은순협 이행부를 정확하게 채득한다. 소대 및 치은순협 이행부를 확실하게 인상 채득하기 위해 미리 유틸 리티 왁스 혹은 컴파운드로 트레이(tray) 주변을 수정, 성형해 두면 좋다.

2.3 교합 채득

모형을 교합기에 장착할 때에는 적어도 교두감합위에서의 교합 채득이 필요하다. 교합 채득재는 왁스도 좋지만, 정밀도 및 장기 보존 내구성의 관점에서 볼 때 실리콘이 바람직하다. 또한 교합 거상량 설정에 참고로 하기 위해 바이트게이지(bite-gauge) 등으로 안정공극량(free way space)을 조사해 두는 것이 좋다.

2.4 작업모형 제작

- 마우스가드용 작업모형을 위한 석고로 보통 석고는 적절하지 않다.
  - 시트 압접법
    ① 흡인성형법 → 경석고
    ② 가압성형법 → 경석고(고압성형기를 사용할 때에는 초경석고가 좋다)
  - 로스트왁스법 → 초경석고

인상을 채득한 뒤에는 재빨리 경질 석고(경석고 혹은 초경석고)를 주입해 작업모형을 제작한다.

마우스가드 제작용 작업모형을 위한 석고를 선택할 때의 주의점으로 보통석고는 통기성은 뛰어나나 표면성상이 거칠고 강도도 약하다. 장기보존성의 면에서도 불안하므로 좋지 않다. 의치의 경우와 달리 마우스가드 내면은 마무리 연마를 할 수가 없다. 그래서 모형표면이 매끄러워야 한다. 또한 성형 작업에서는 흡인성형기로 약 1기압, 가압성형기라면 그 이상의 압력이 가해지므로, 충분한 모형강도도 요구된다. 나아가 다시 만들 때를 대비해 작업모형을 보존해 둘 필요가 있어 장기보존성도 높은 것이 좋다.

결국, 시트 압접법의 경우에는 통기성이 좋은 경석고(고압성형기에서는 초경석고가 좋다)를, 로스트왁스법의 경우에는 모형강도가 높은 초경석고를 사용하는 것이 좋다.

2.5 교합기 장착

- 평균치 교합기에 스플리트캐스트(split cast)법으로 모형을 장착한다.

교합채득기록재료(왁스 혹은 실리콘)를 이용하여 원칙에 따라 상하악 석고모형을 교합기에 장착한다. 작업모형은 기공효율의 향상을 위해 스플리트캐스트법으로 장착한다. 보통 평균치 교합기로 충분하나, 악기능 장애가 있는 경우에는 조절성 교합기를 사용하는 것이 좋다. 또한 평선 교합기(경첩교합기)는 기공시 일과성으로 교합조정함으로써 권장하지 않는다.

또한 대량의 마우스가드를 한 번에 제작하는 경우에는 모형 유지양식이 자석식 교합기가 편리하다. 한 개 혹은 두 개의 교합기만 준비하면 차례로 모형을 바꿔가며 효율적으로 기공제작을 할 수 있다.

2.6 마우스가드 설계의 요점

〈외　　형〉 순협측: 치은순협 이행부
구개측: 치경부
후방연: 제2 대구치원심
〈두　　께〉 전치부: 순측면 3~4 mm
구치부: 협측면 2~3 mm
〈교합거상량〉 전치부 3 mm, 안정공극(free way space)을 크게 넘지 않는다.

[외 형]

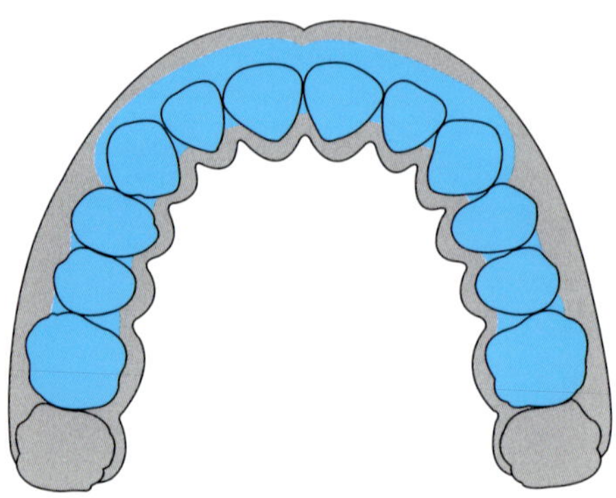

이중 라미네이션 마우스가드의 외형모형도
청색: 1층(내층), 회색: 2층(외층)

순협측의 외형에 대해서는 상순, 하순, 협소대를 충분히 피해 치은순협 이행부에서 2~4 mm 짧은 위치로 설정한다. 알지네이트(alginate) 인상재에서는 통상 치은협 이행부를 약간 누른 상태로 인상 채득된다. 따라서 구상전정 최심부에 외형선을 두면 완성 마우스가드는 치은순협 이행부를 강하게 압박해 상처를 낼 수도 있다.

구개(혀)의 외형에 대해서는 치경부를 약간 넘은 위치에 설정한다. 마우스가드 장착시의 쾌적성을 높이기 위해, 그리고 발음, 발성기능을 저해하지 않기 위해서도 구개는 가능한 한 넓게 개방한다.

후연의 설정부위는 제2 대구치원심[68]이다. 충격력을 넓게 흡수 분산시키기 위해서도 가급적 모든 잔존치를 덮어야 한다. 마우스가드 장착 시에 위화감 등을 호소하지 않는다면 완전히 나와 있는 제3 대구치도 피복해 준다. 후연을 삭제한 소형 기성 마우스가드를 잘못 삼킨 사고[69]가 보고되고 있으므로 절대로 안일하게 단축해서는 안 된다.

[두 께]

두께 설정에 대해서는, 미식축구와 럭비 등의 접촉성 스포츠에서는 순측면 3 mm, 권투나 격투기에서는 순측면 4 mm가 적당하다. 이중 라미네이션법으로 제작하는 경우의 기준은 1층에 2 mm 시트재를, 2층에 3 mm 시트재를 넣으면 순측면 3 mm로 나온다. 순측면을 4 mm로 하고 싶을 때에는 1층, 2층 모두 3 mm 시트재를 사용하는 것이 좋다.

또한 청소년용 마우스가드는 순협측, 구개측 모두 2 mm로 충분하며, 3.8 mm 혹은 4 mm 시트재로 싱글레이어(single layer)법으로 제작하는 것이 좋다.

전치부(단면도)

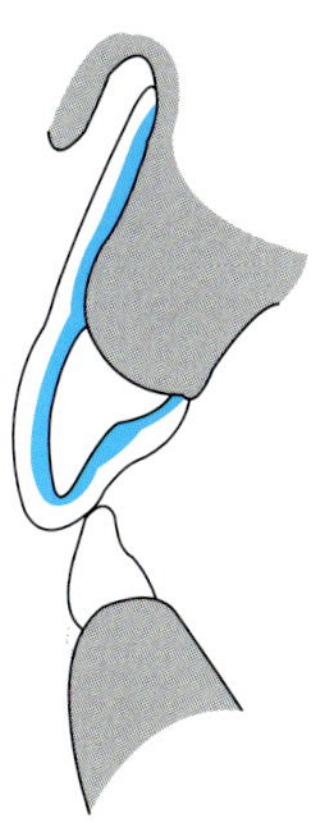

순측: 3 mm(격투기에서는 4 mm)
구개측: 2 mm

구치부(단면도)

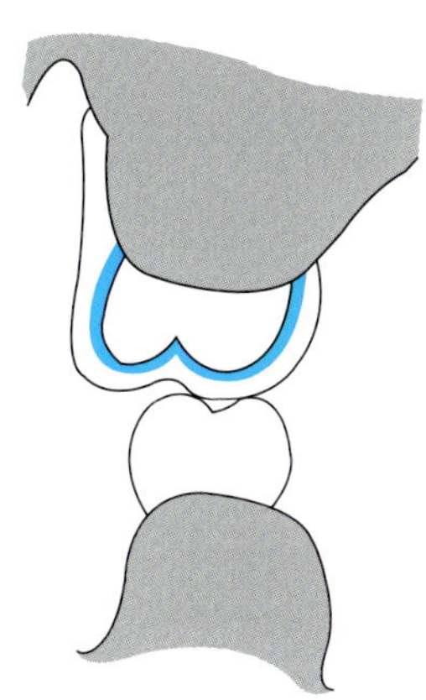

협측: 2 mm(격투기에서는 3 mm)
구개측: 2 mm

[교합거상량]

교합거상량은 보통 전치부 3 mm로 하며, 안정공극을 크게 넘지 않도록 배려한다.

2.7 시트재 압접법(이중 라미네이션) 기공

[작업모형의 트리밍(trimming)]

- 기저면을 전치의 치축방향에 대해 수직으로 설정한다.
- 변연은 치은협 이행부 끝까지 삭제한다.
- 흡인성형법의 경우에는 구개부(혹은 혀 및 구강저)까지 도려낸다.

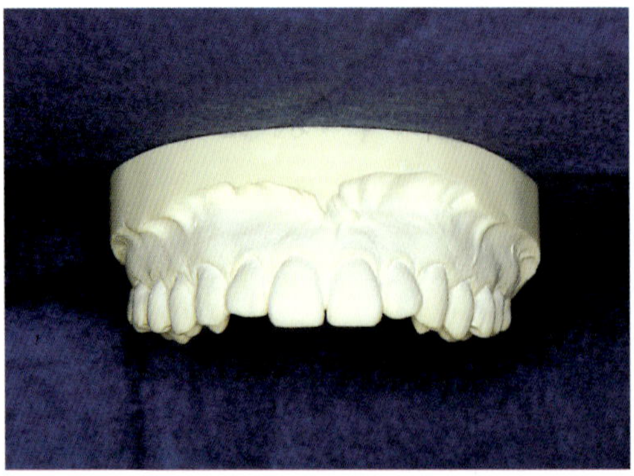
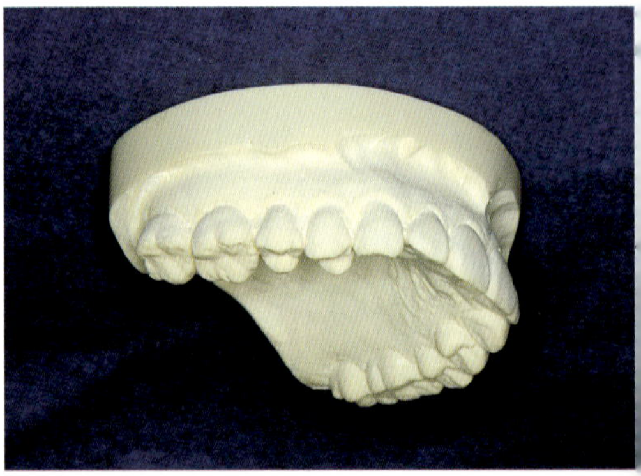
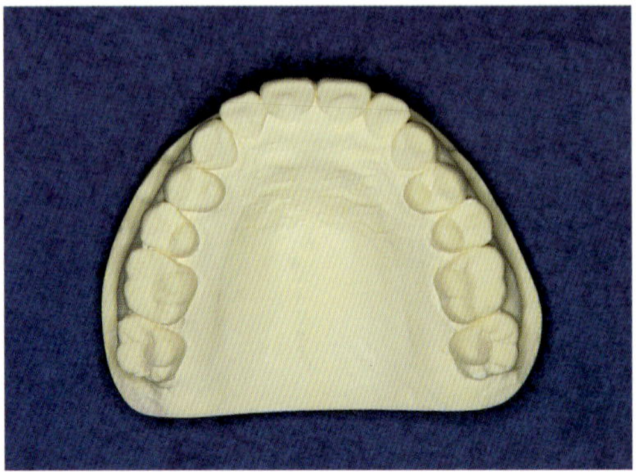
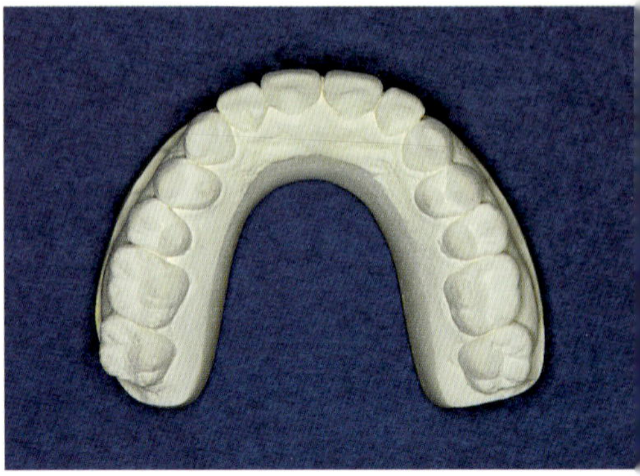

모형의 기저부 및 변연을 트리밍(trimmig) 한다. 포인트는 기저면을 전치의 치축방향에 대해 수직으로, 변연은 치은협 이행부 끝까지 설정하는 것이다. 또한 흡인성형기(Vacuum former)를 사용하는 경우에는 흡인효율을 높이고 시트재의 적합성을 확보하기 위해 상악모형의 경우에는 구개부분을, 하악모형인 경우에는 혀, 구강저 부분을 크게 도려내는 말굽 형태로 한다. 가압성형기(Pressure former)를 사용하는 경우에는 구개부 혹은 혀, 구강저 부분의 트리밍(trimmig)은 필요 없다.

[시트재 압접(first layer)]

- 압접 시기는 마우스가드재와 성형기의 조합에 따라 조금씩 다르다.
- 사용기재의 숙련도가 가장 중요한 포인트다.

<흡인성형기(proform vacuum former)의 경우>

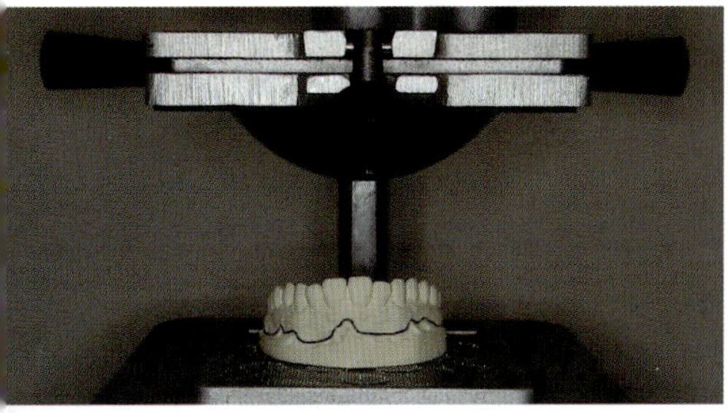

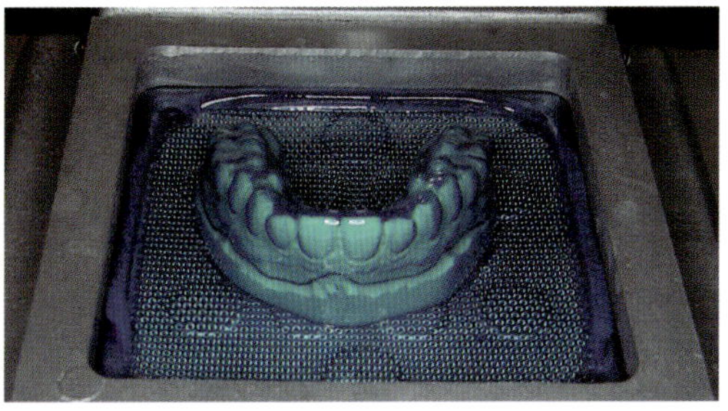

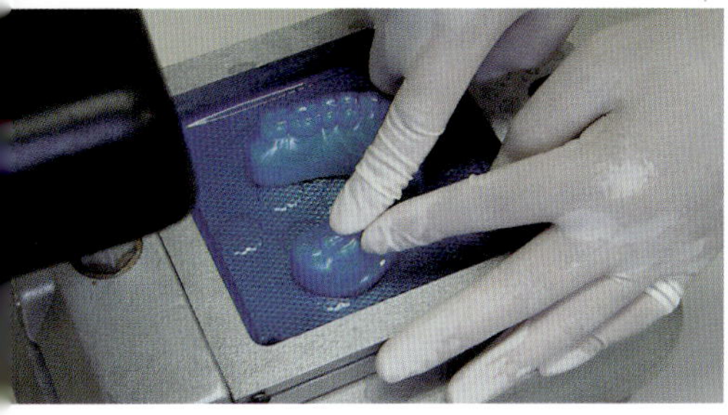

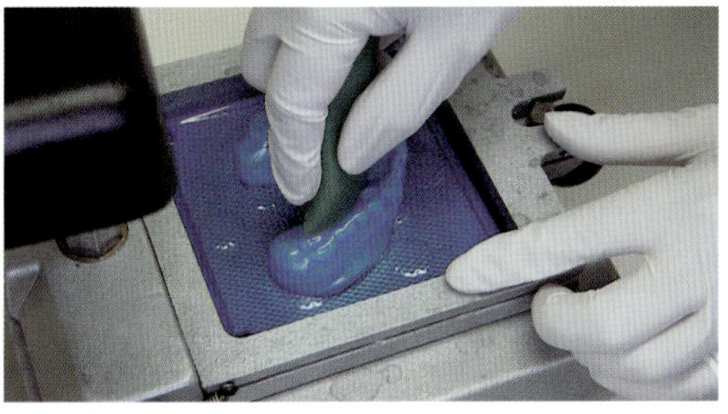

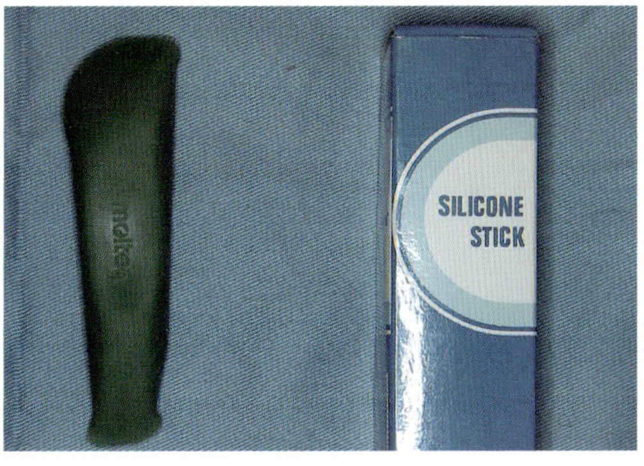

시트재 압접작업 시에는 작업모형을 충분히 건조시킨 뒤 데워놓는 것이 중요하다. 시트재 압접 시기는 시트재가 약 3 cm 늘어진 상태를 기준으로 한다. 이 시기에 압접하면 원래 두께의 2분의 1에서 3분의 2 정도(3 mm재라면 2 mm 이상, 2 mm재라면 1 mm 이상)로 완성된다. 단, 사용기종과 사용전 가열의 상태에 따라 약간 달라진다. 또한 필요에 따라 손가락(장갑 착용)이나 실리콘 스틱 등으로 압접을 부가하면 좋은 접합을 얻을 수 있다.

성공 예

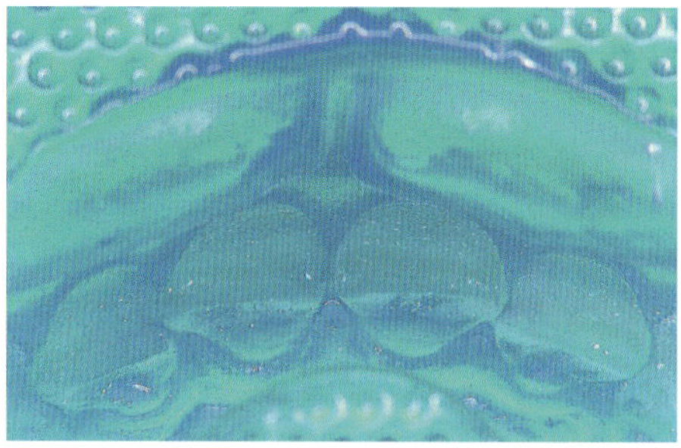

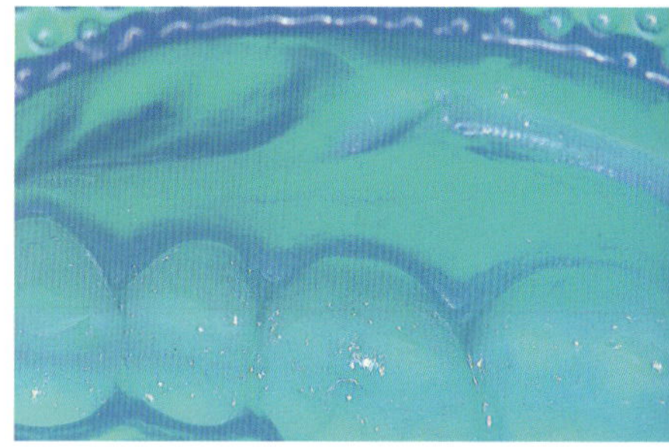

실패 예

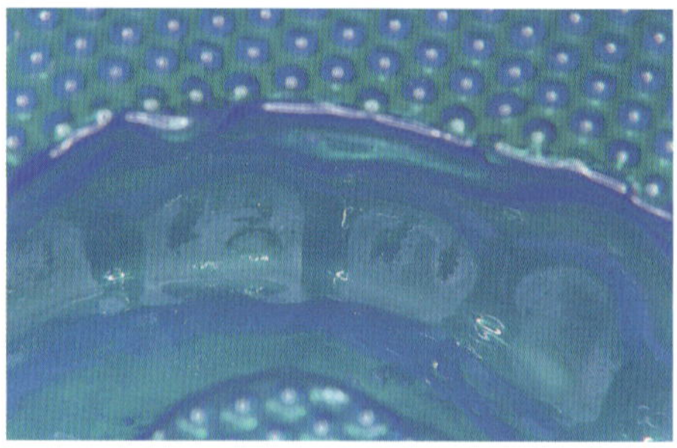

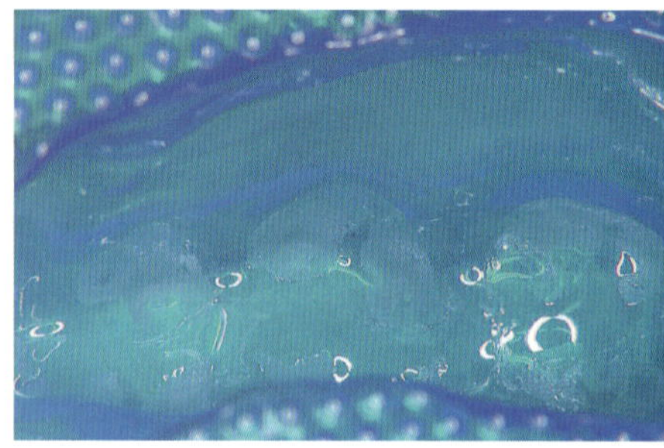

<가압성형기(엘코프레스 프레셔 포머)의 경우>

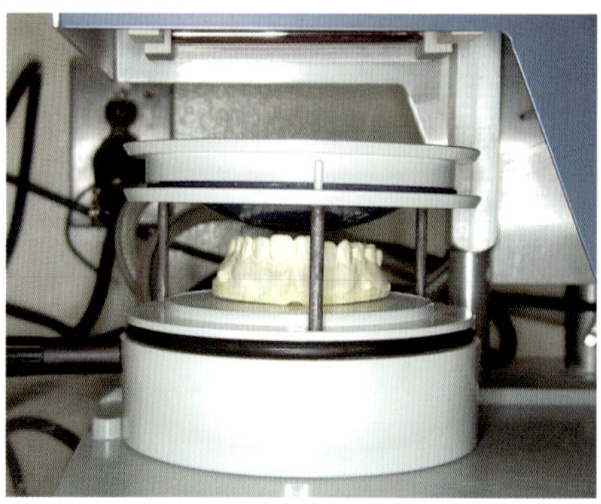

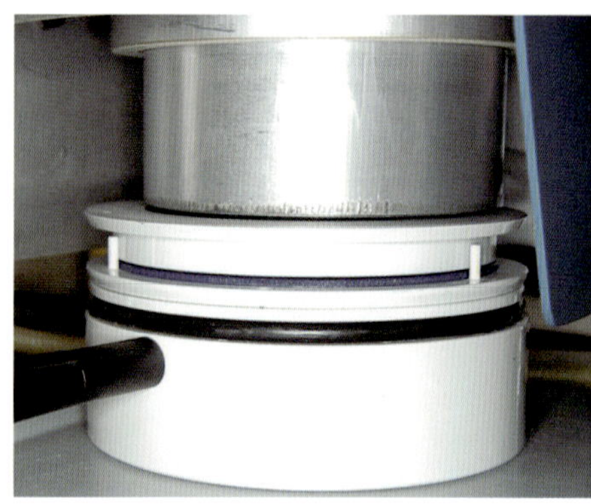

가압성형기의 경우는 마우스가드 시트재가 모형에 접하는 정도로 늘어뜨리는 게 좋다. 또한 시트 가열시간, 압접시간 및 감압시간을 프로그램으로 설정할 수 있는 기종도 있으므로 그 경우에는 제조사의 지시에 따른다.

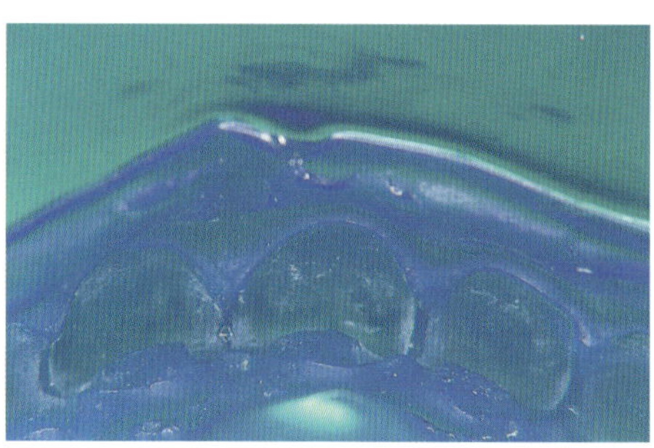

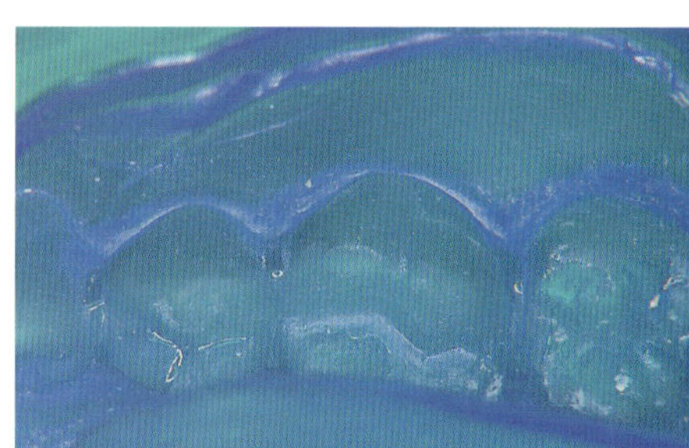

시트재 형태 수정(first layer)]

● 형태 수정은 시트재가 완전히 냉각된 뒤에 한다. 작업 중의 열변형에 충분히 주의한다.

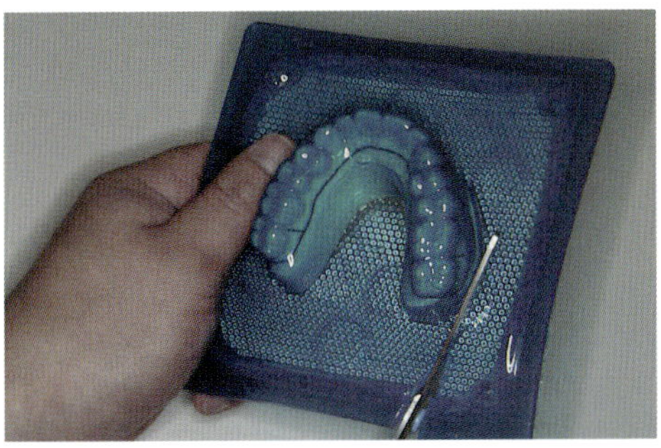

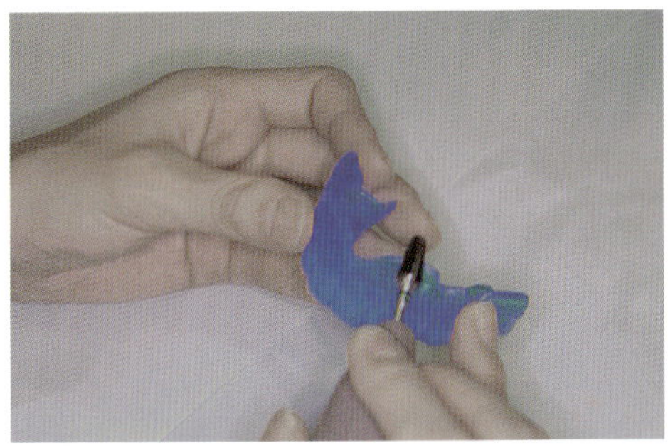

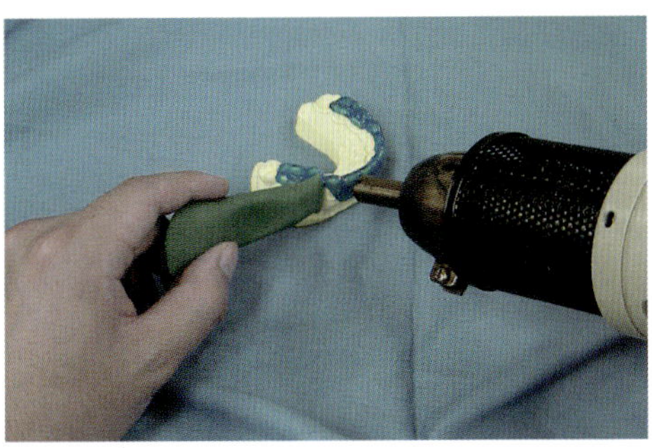

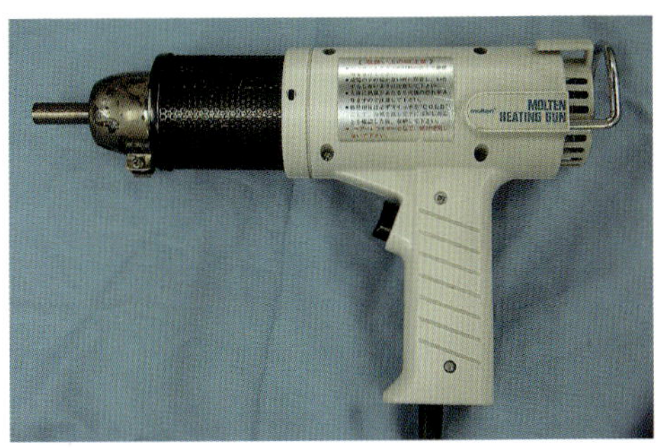

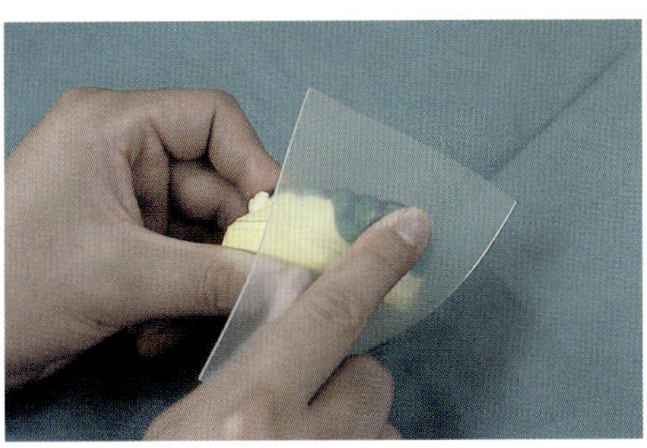

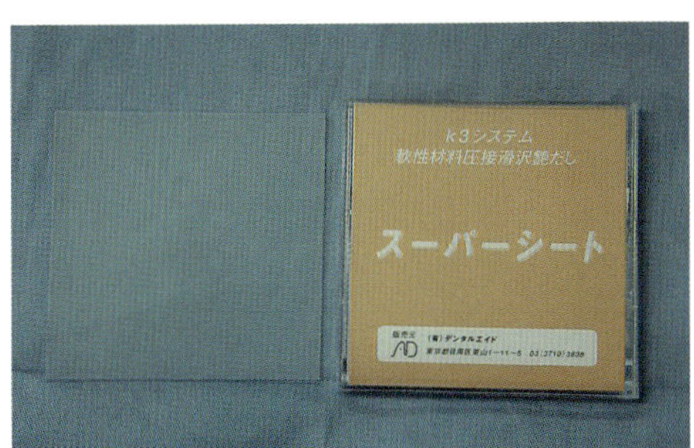

형태 수정은 시트재가 완전히 식은 뒤에 한다. 일단 공작용 가위 등으로 대강 잘라낸 뒤 기공용 엔진(carbide bur, steel bur, carborundum point 등)을 이용해 세부를 트리밍(trimming)해 준다. 시트재가 열변형을 일으키지 않도록 저~중속 회전으로 하는 것이 포인트이다. 필요에 따라 실리콘 스틱 등으로 압접해 적합성을 좋게 해준다. 혹은 연화한 시트재 조각을 첨부해 수퍼 시트에 압접하여 형태를 수정한다.

<first layer의 전형적인 형태>

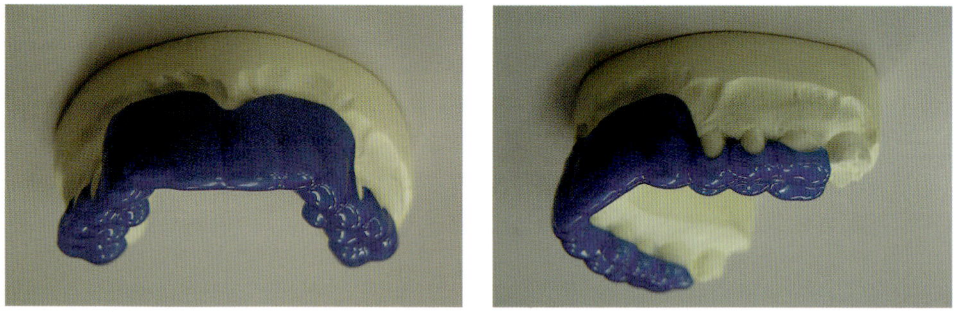

일반적인 접촉성 스포츠

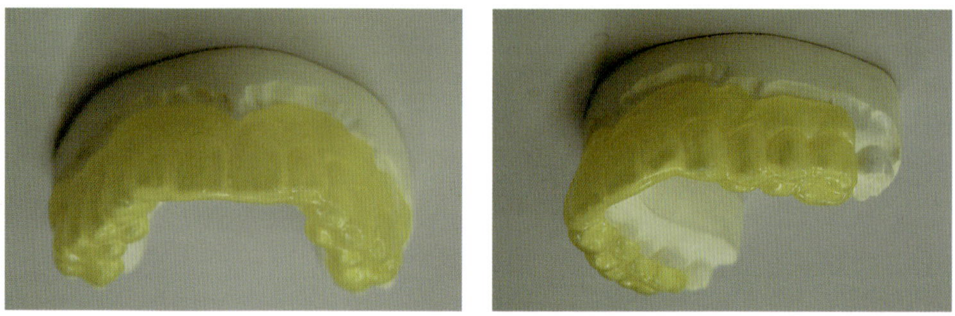

권투, 격투기

[시트재 압접(second layer)]

- second layer 시트 압접 전에 반드시 first layer의 표면을 청소해준다.

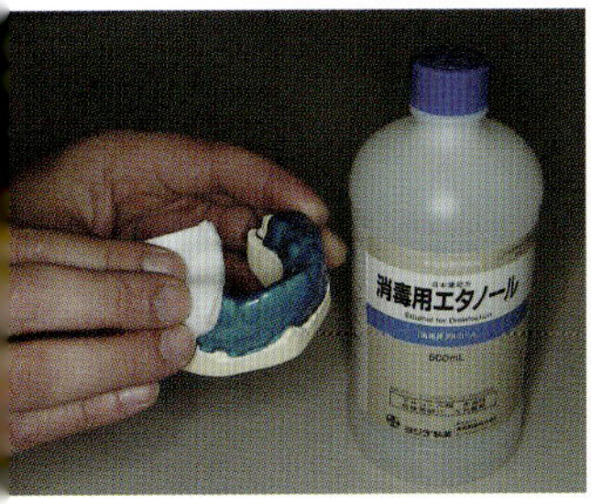

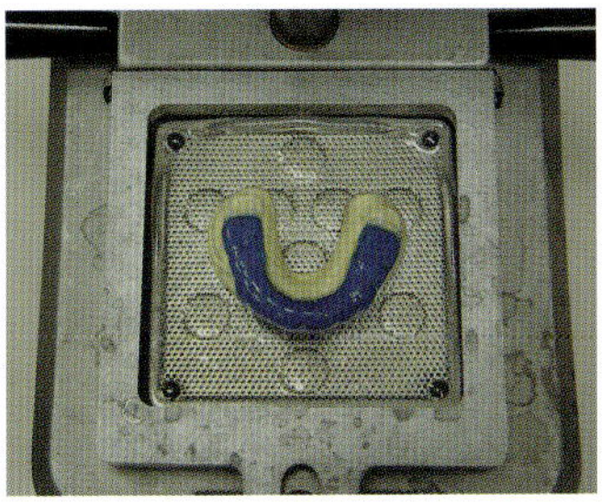

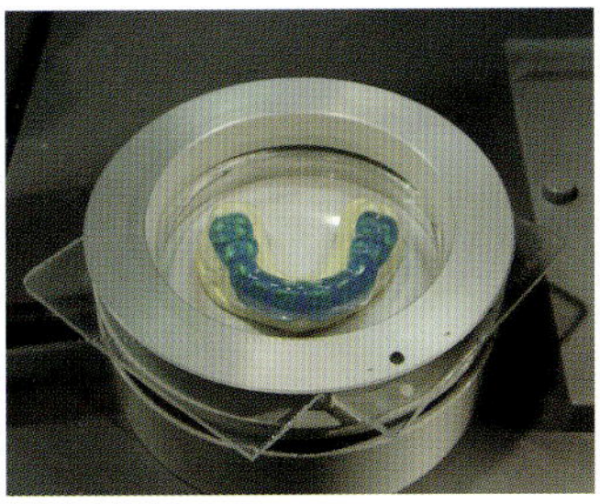

알코올 솜으로 시트표면을 닦아 먼지나 기름기를 제거한다. 그런 다음 first layer 시트 압접 때와 같은 순서로 second layer 시트를 압접한다. 또한 폴리올레핀계 시트재는 열용착성이 뛰어나므로, 닦아내는 것만으로 충분하며, 특히 유기용제로 표면처리를 해줄 필요가 없다. EVA계 시트재의 경우에는 유기용제를 도포해 접착력을 확보할 필요가 있다.

[시트재 형태 수정(second layer)]

- first layer 때와 마찬가지로 형태 수정은 시트가 완전히 식은 뒤에 한다.
  작업 중의 열변형에도 충분히 주의한다.

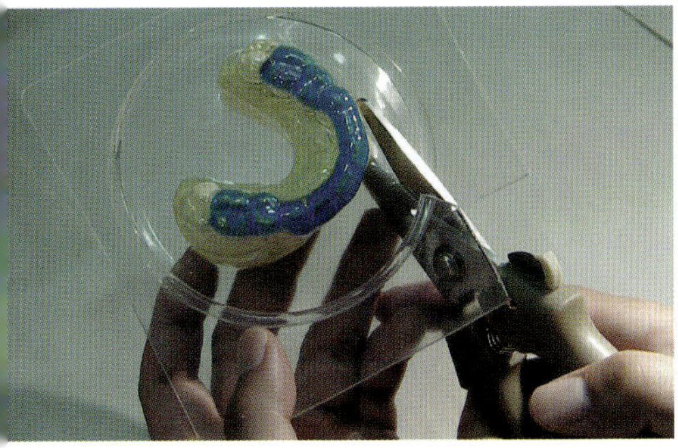

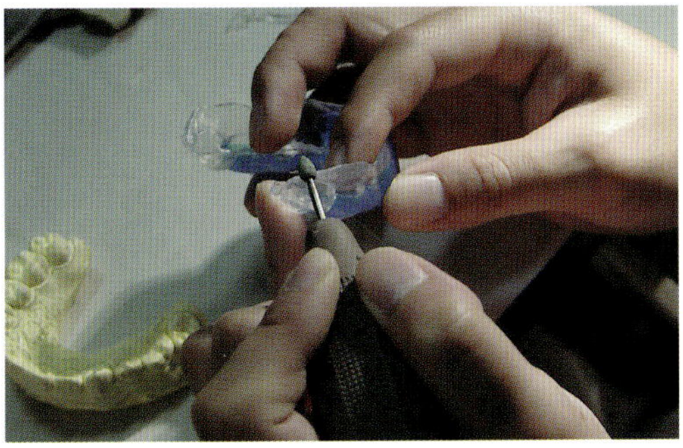

1층의 경우와 마찬가지로 완전히 식은 뒤에 시트재를 공작용 가위로 대강 잘라낸 뒤 기공용 엔진(carbide bur, steel bur, carborundum point 등)을 이용해 최종 형태로 정리한다.

[교합 조정]

- 대합치를 가볍게 인기해 전체 치아가 균등하게 접촉하도록 한다.

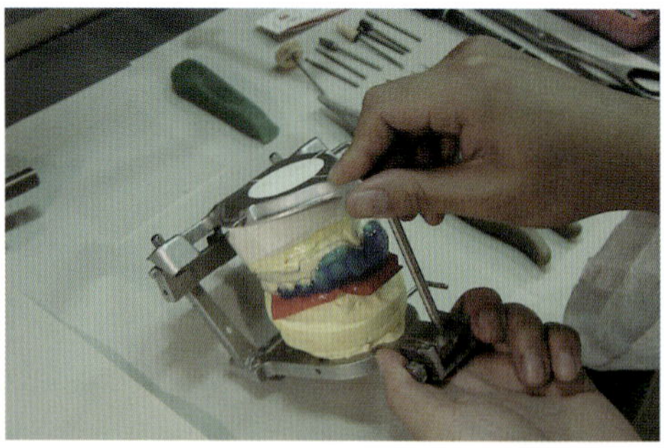

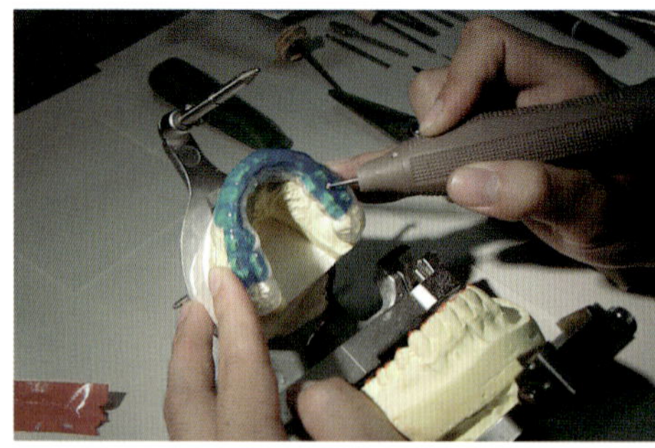

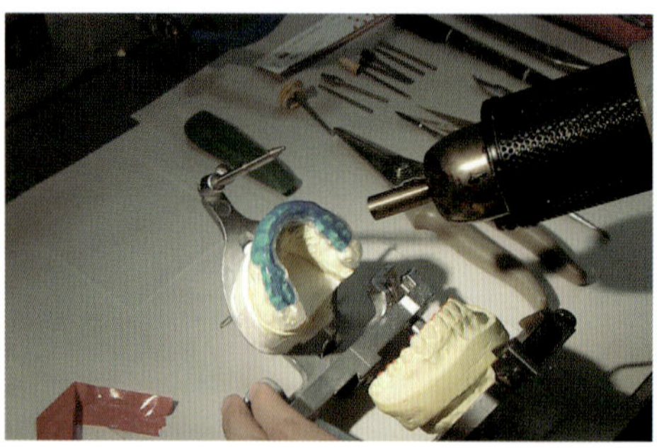

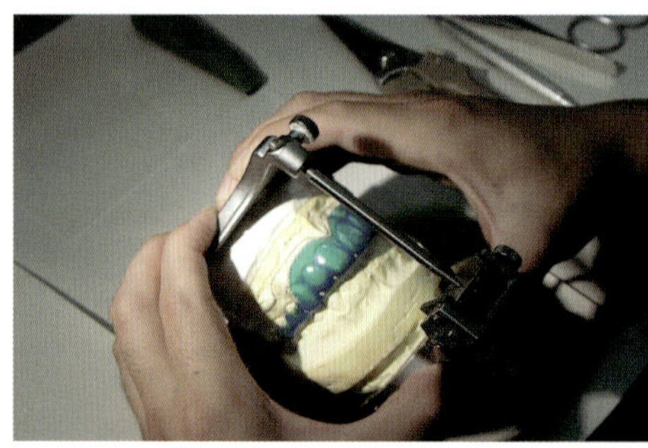

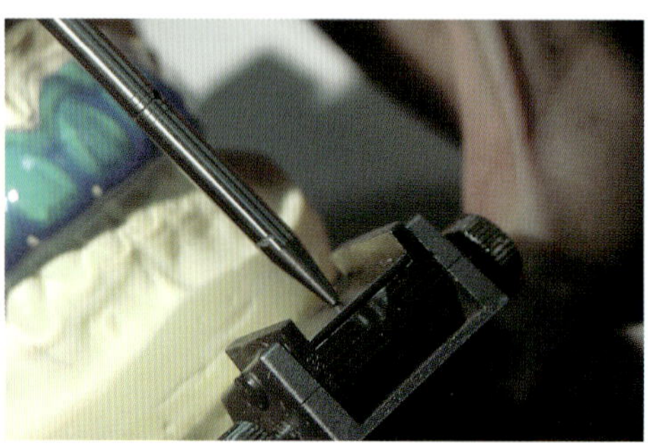

절치지도핀과 절치지도판의 간격이 약 1 mm가 될 때까지 교합기 상에서 교합지를 이용해 기공용 엔진으로 교합면을 깎아내며 맞춘다. 교합면 삭제가 끝나면 교합기 상에서 히팅건(heating-gun을 이용해 마우스가드 교합면을 가열 연화시킨 다음 교합기를 닫고 대합치를 인기한다. 마우스가드를 너무 가열하거나 압접 시에 힘을 너무 주어 마우스가드가 변형되지 않도록 주의한다. 히팅건 대신 토치 버너를 쓰는 것도 좋으나 화염으로 재질이 변형, 열화(劣化)될 수 있으니 충분히 주의해야 한다.

[연 마]

- 장착감의 수준을 크게 좌우하는 연마면은 매끄럽게 마무리한다.
- 가능한 한 모형에서 빼지 말고 연마한다.

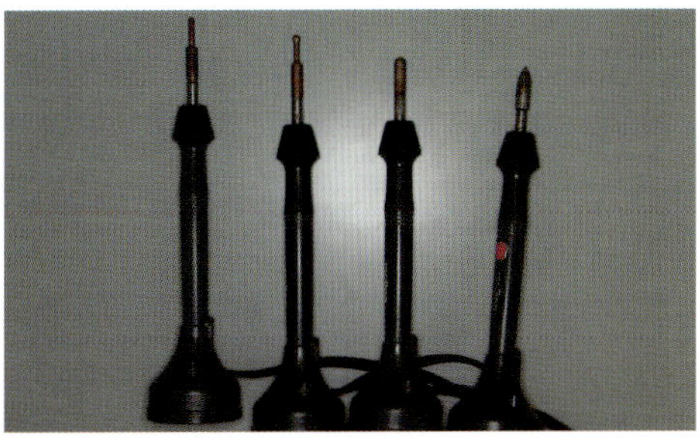

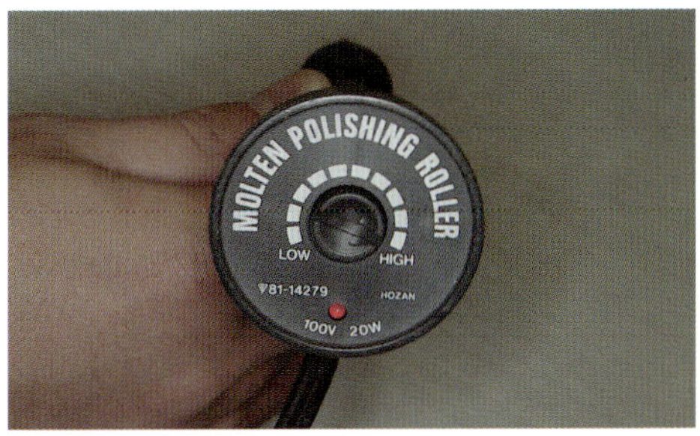

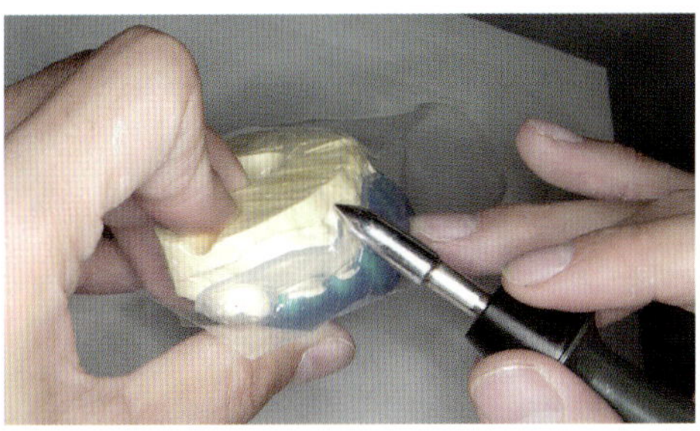

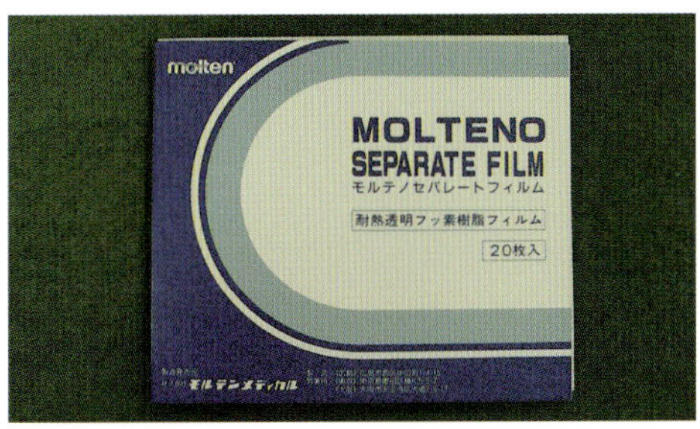

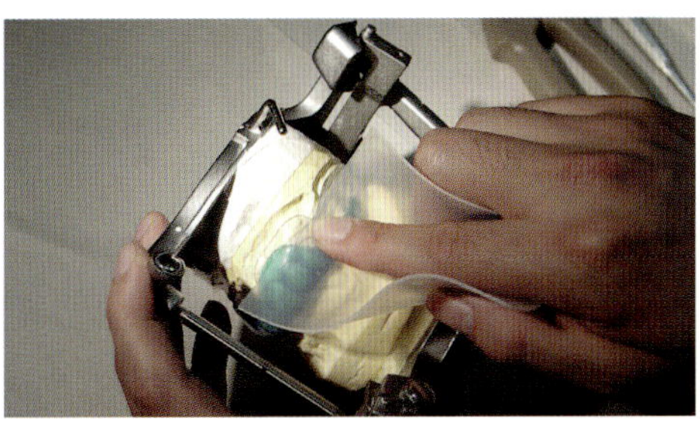

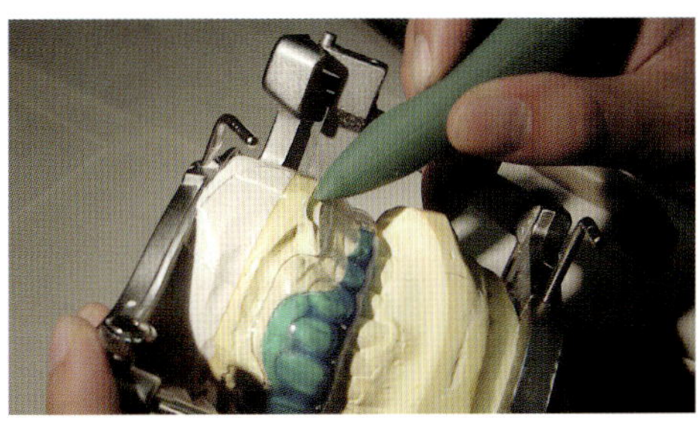

실리콘 포인트나 buff 등으로 연마한 뒤 폴리싱 롤러, 수퍼 시트, 실리콘 스틱, 유기용제 등으로 매끄럽게 마무리한다. 폴리싱 롤러에는 온도조절 손잡이가 있으므로 적당한 온도로 조절해가며 연마한다. 이때 분리 필름 시트 위에서 폴리싱 롤러를 돌리면 더욱 광택이 나는 연마면을 얻을 수 있다. 수퍼 시트의 경우에는 히팅건으로 표면층을 연화시킨 뒤 수퍼 시트로 가볍게 압접한다. 어떤 과정에서도 과열로 마우스가드가 변형되지 않도록 충분히 주의해야 한다. 연마 작업은 가능한 한 마우스가드를 작업모형에 장착한 상태에서 해준다. 마우스가드를 작업모형에서 꼭 빼야 할 때, 예를 들어 변연 연마 시에는 단숨에 연마하려 하지말고 조금씩 연마한 뒤 마우스가드를 작업모형에 다시 장착하고 식기를 기다렸다 다음 부분을 연마하는 것이 좋다.

[완 성]

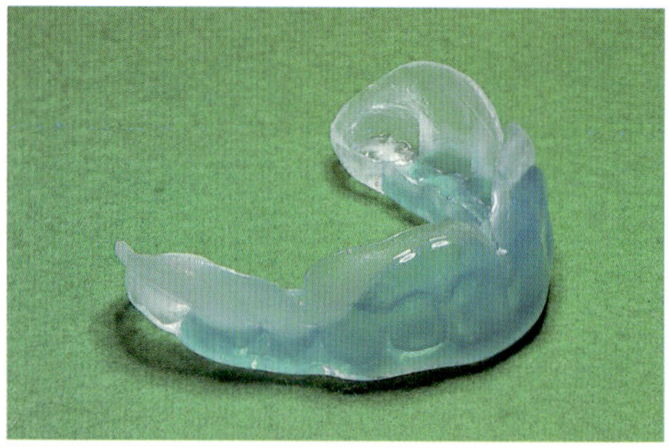

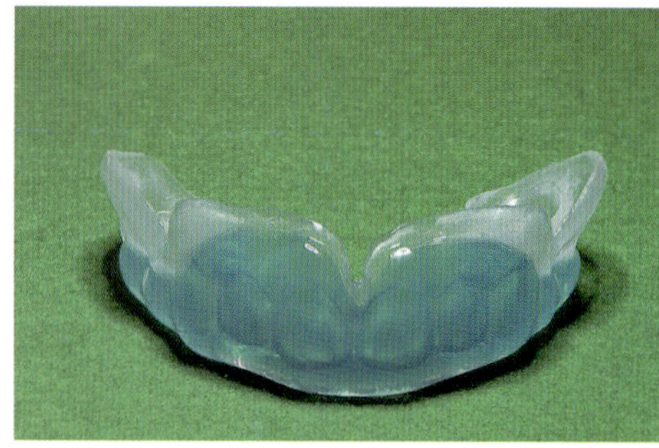

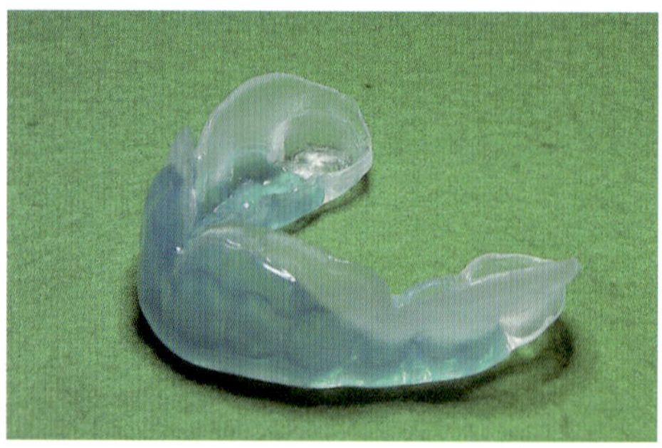

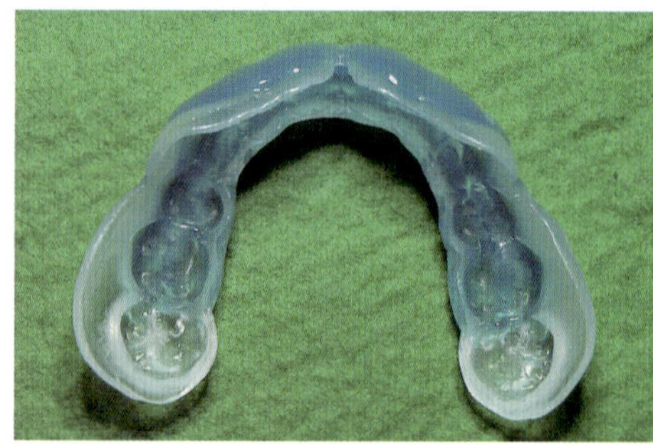

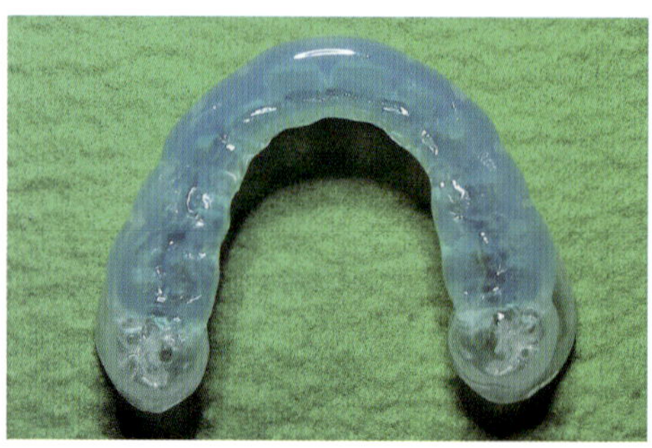

2.8 로스트왁스(lost wax)법 기공

로스트왁스법은 맞춤형 마우스가드 본래의 제작법이다.

〈이점〉
- 치열 적합성이 뛰어나다.
- 형태부여가 자유롭다.

〈결점〉
- 조작이 번잡하다.
- 대량 생산이 힘들다.
- 색깔이 다양한 마우스가드는 만들기 힘들다.

임의의 형태로 왁스업해 이것을 마우스가드용 탄성재료로 치환하여 제작하는 방법이다. 치열에의 적합성이 매우 뛰어나며, 마우스가드 각 부위의 형태와 두께에 관한 제작자 측의 의도와 선수 측의 희망을 모두 세밀히 반영할 수 있는, 맞춤형 마우스가드 본래의 제작법이다. 하지만 기공 조작이 번거로우며, 소요시간도 무척 길다. 당연히 팀 단위로 많은 수의 마우스가드를 한 번에 대량 생산하기에는 좋지 않다. 또한 다채로운 색깔의 마우스가드는 만들기 힘들다.

[작업모형 트리밍(trimming) 및 교합기 장착]

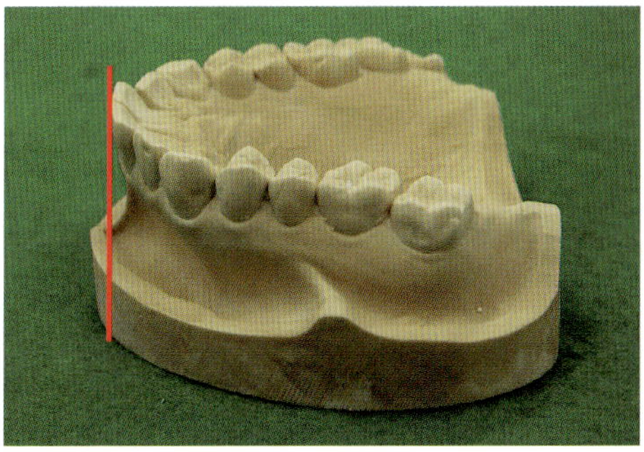

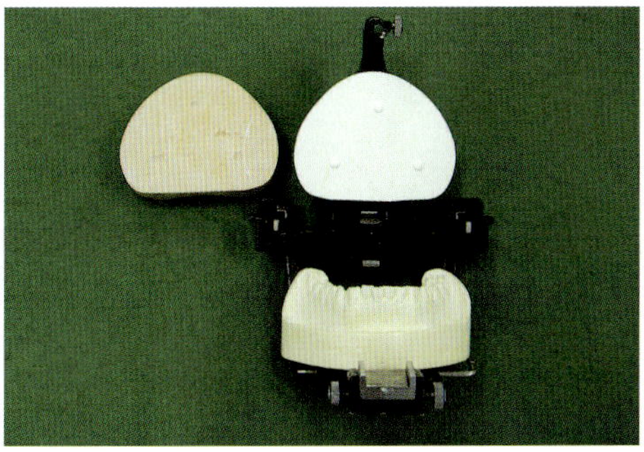

시트 압접법의 경우와 달리 재료 충전, 가압, 분리하여 꺼내는 기공과정 중 모형이 파손되지 않도록 기저부의 두께를 충분히 확보해야 한다. 또한 재료의 충전 부족과 전치부의 석고파손을 피하기 위해 교합평면을 전치의 치축 방향에 거의 일치하도록 기울여 구강전정부의 언더 컷(undercut)을 줄인다. 시트 압접법의 경우와 마찬가지로 작업모형을 스플리트캐스트법으로 교합기에 장착한다.

[왁스 업(wax up)]

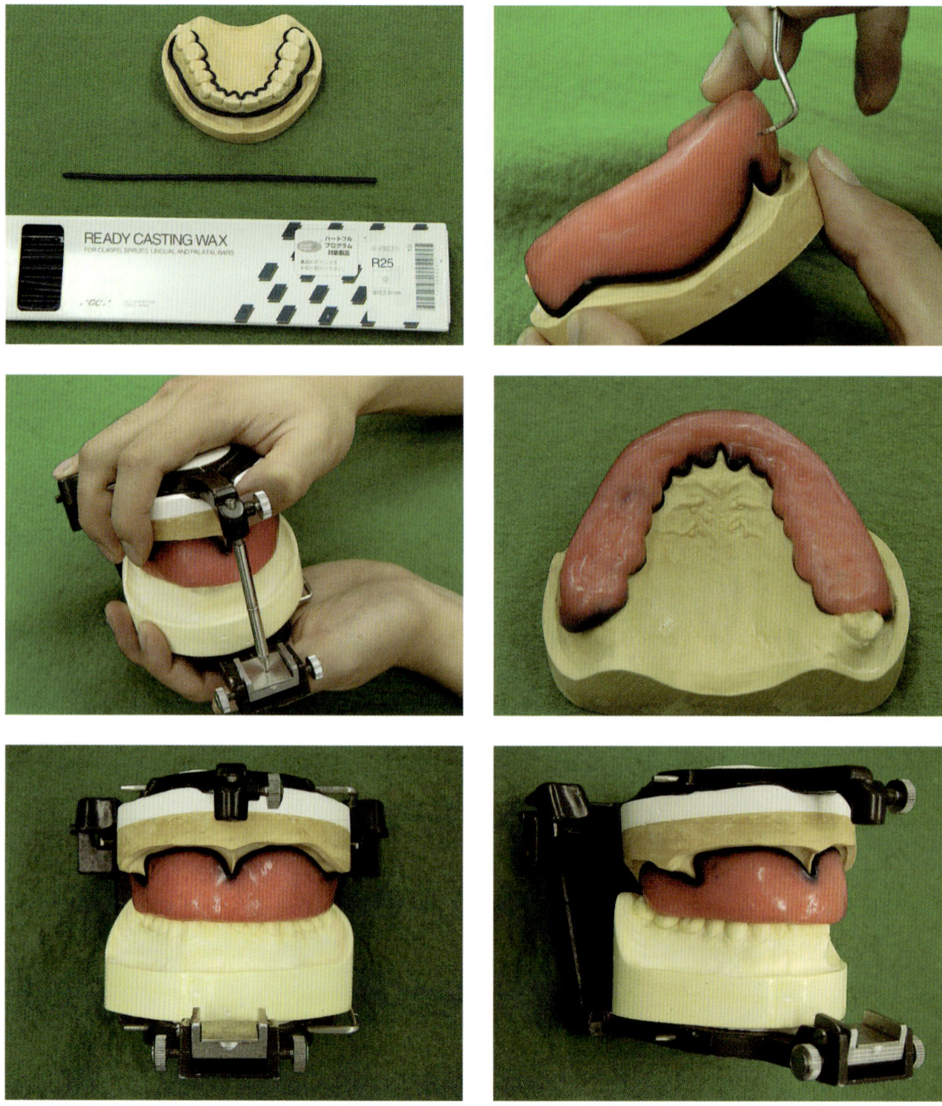

레디 캐스팅 왁스(순협측: R25, 구개 혹은 설측: R15)를 외형선을 따라 구부린다. 파라핀 왁스를 붙여 왁스업한다. 각 부위의 두께는 포켓탐침 등으로 확인한다. 교합면부의 왁스를 연화시켜 대합치를 인기한다. 얕은 압흔이 날 정도로 전체 치아가 균등접촉하는 교합면 형성으로 마무리한다. 또한 측방 운동 시에 하악 운동을 제한하지 않도록 한다. 교합면에서 측면으로의 이행부분은 둥근 형태로 마무리한다. 마지막으로 왁스업(wax up) 표면은 비눗물 등으로 윤기를 주어 완성한다.

[매몰 및 왁스(wax)의 제거]

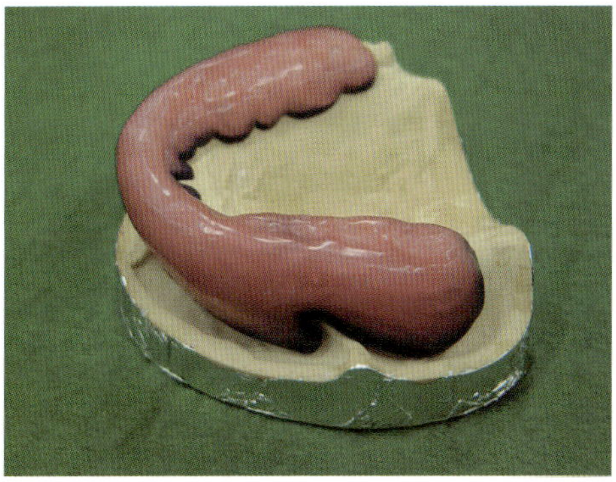

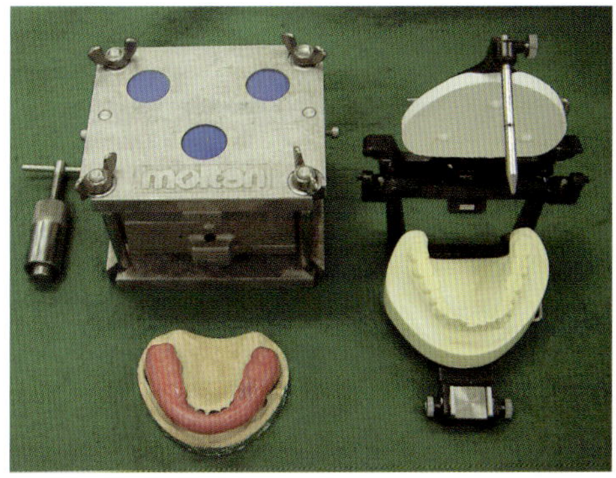

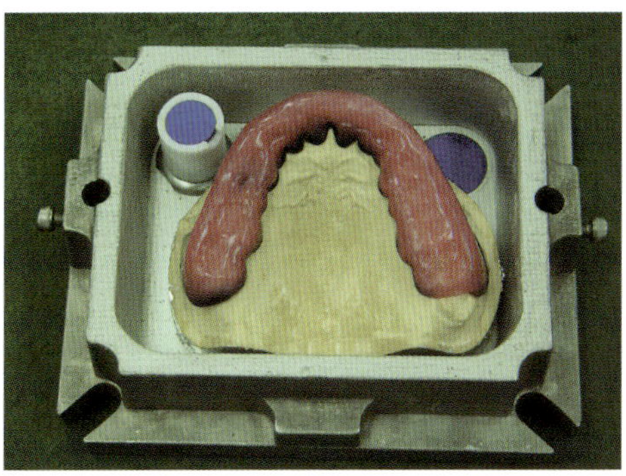

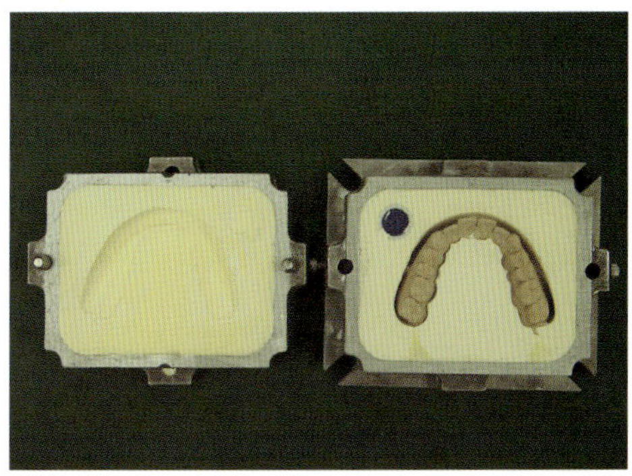

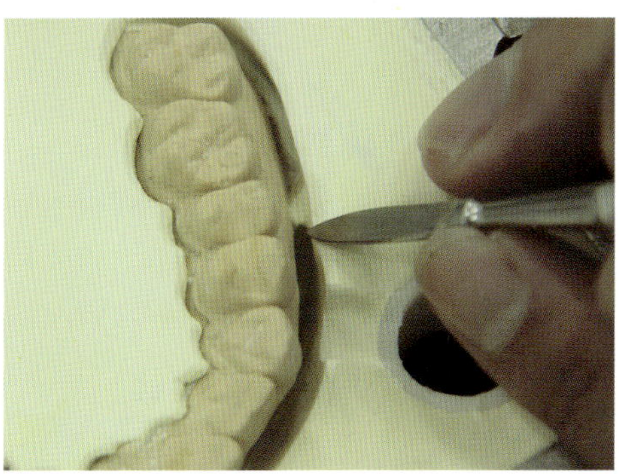

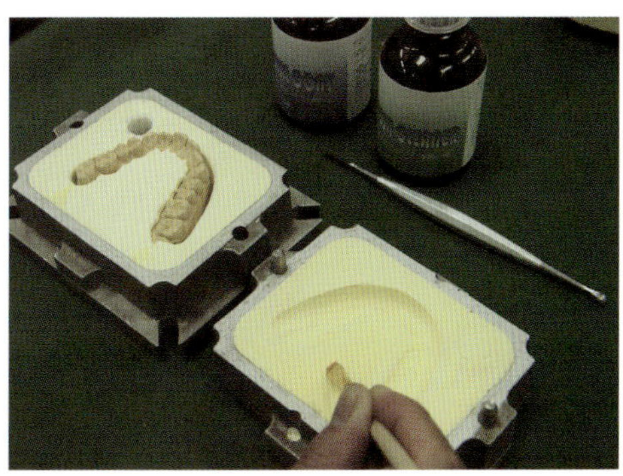

작업모형 기저면을 은박이나 알루미늄 호일(aluminum foil)로 피복 보호하여 플라스크에 매몰한다. 석고 매몰재가 완전히 경화한 후, 플라스크에 열을 가해 위와 아래를 분리한 뒤 왁스를 녹여 낸다. 석고매몰재의 튀어나온 여분의 부분이나 예각부위는 꼼꼼하게 깎아내고 석고분리제를 도포한다.

[재료 충전 및 시압]

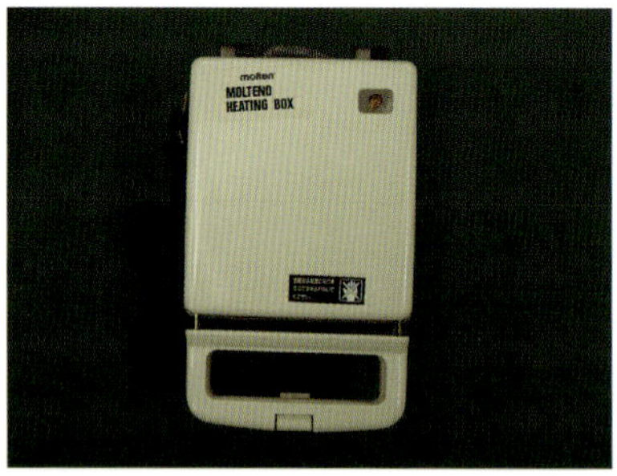

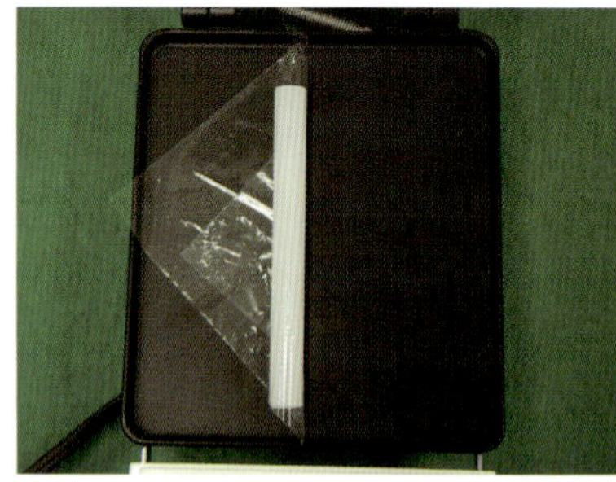

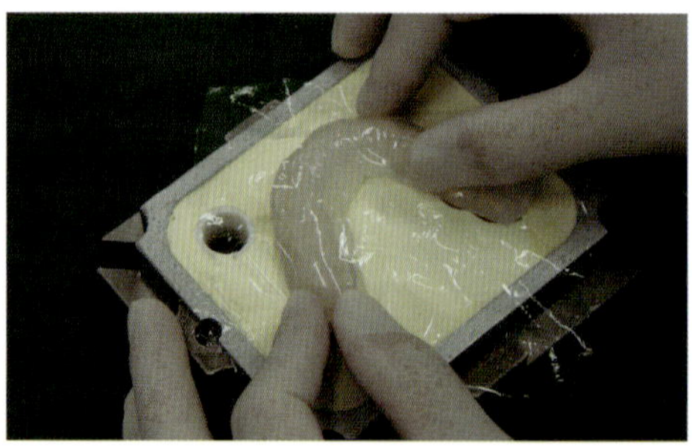

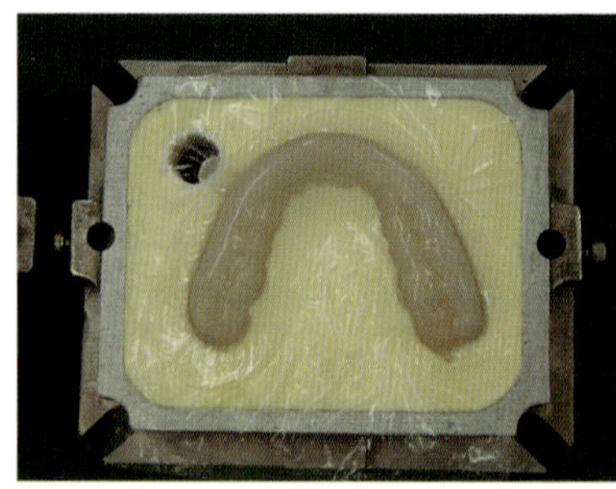

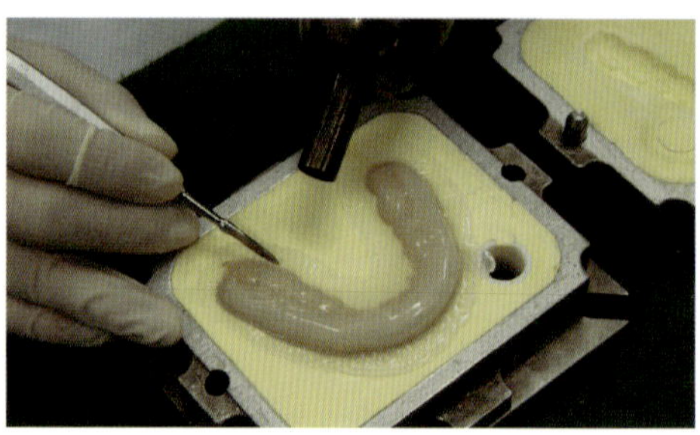

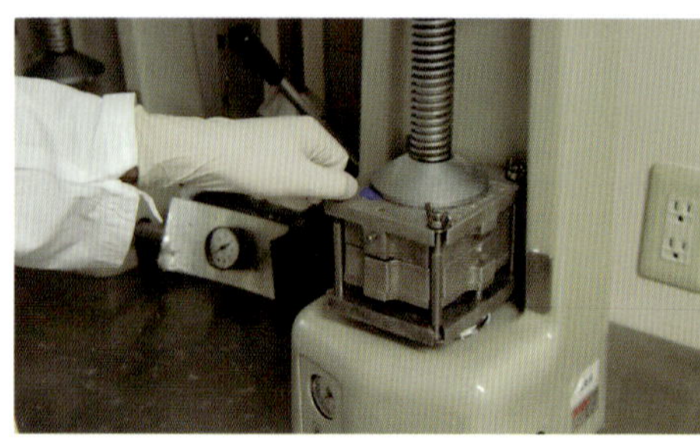

마우스가드 재료를 히팅 박스(heating box) 위에서 가열 연화한다. 핫 플레이트의 표면은 테플론 가공이 되어 있지만 분리 시트 필름으로 재료를 감싸 연화하는 것이 좋다. 마우스가드 재료의 플레이트면 부착, 테플론 수지 박리편의 혼입 혹은 손가락이나 피지로 인한 오염을 피할 수 있다. 매우 뜨거운 마우스가드재를 직접 만지지 않아도 되므로 충전조작 자체도 쉬워진다.

재료가 연화되길 기다리는 동안에도 플라스크가 식지 않도록 오븐이나 히팅건 등으로 계속 열을 가해준다. 재료가 충분히 연화되면 재빨리 채워 넣고 분리 필름을 개재시켜 플라스크 프레스로 시압한다. 재료가 냉각, 경화된 상태에서의 무리한 시압조작은 모형과 매몰재의 파손을 불러오므로 절대로 해서는 안 된다.

상하 플라스크 사이로 삐져 나온 여분의 마우스가드재는 히팅건으로 가열해가면서 에번스 나이프 등으로 잘라낸다. 단, 재료를 너무 가열하면 내부에서 기포가 발생하므로 주의한다. 상하 플라스크가 완전히 접촉할 때까지 이 시압조작을 반복한다. 최종 가압 시에는 분리 필름 시트를 개재하지 않고 스프링이 달린 플라스크 램프로 고정한다.

[가온처리 및 분리하여 꺼냄]

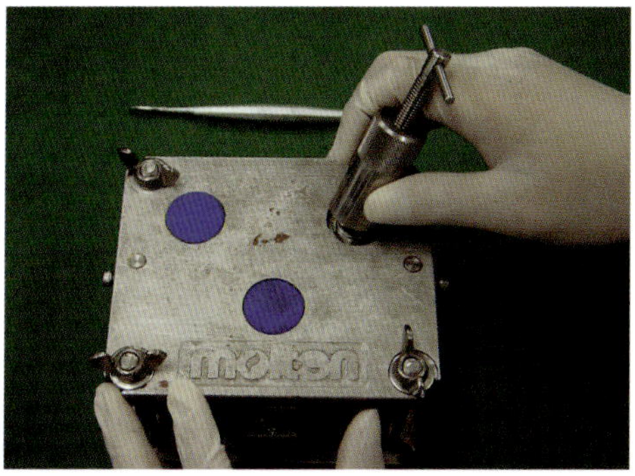

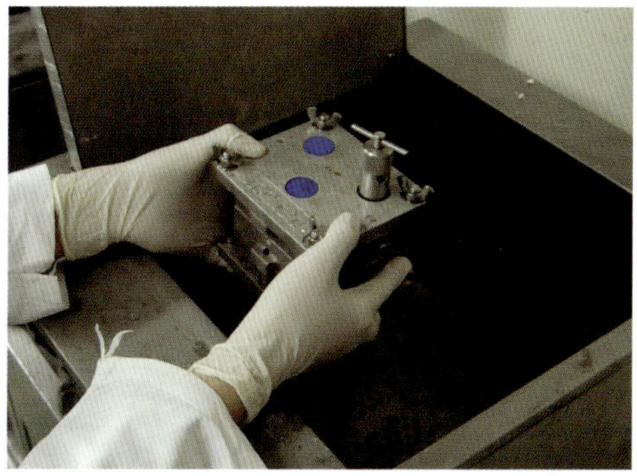

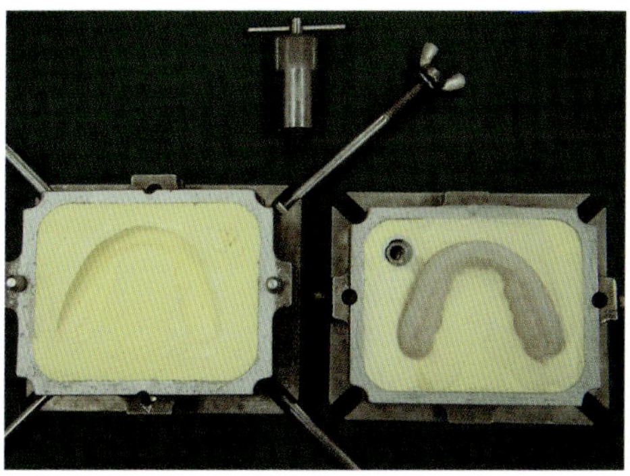

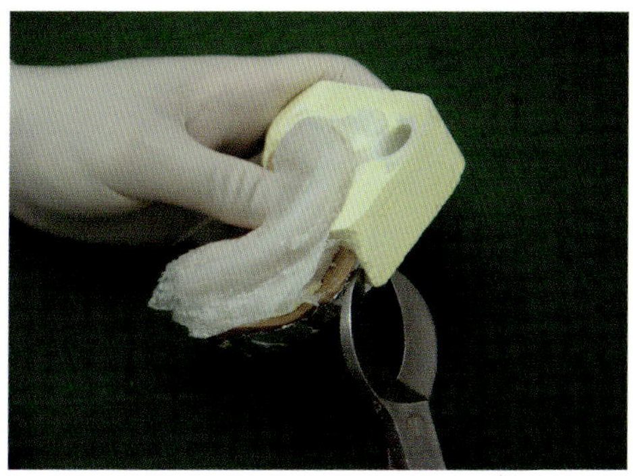

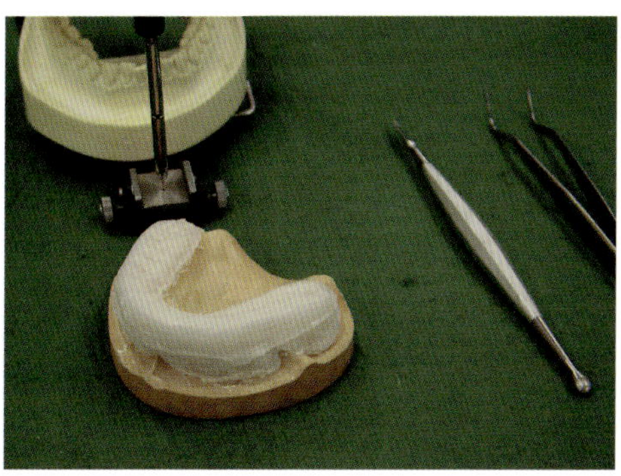

100℃가 유지되는 플라스크에 약 10분간 담가 마우스가드 재료가 구석구석 퍼지게 한다. 자연 냉각 후, 플라스크에서 마우스가드를 작업모형과 함께 분리하여 꺼낸다.

[형태수정, 교합조정 및 연마]

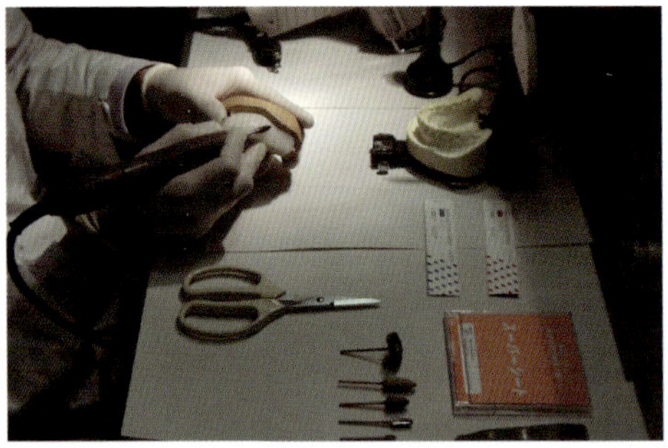

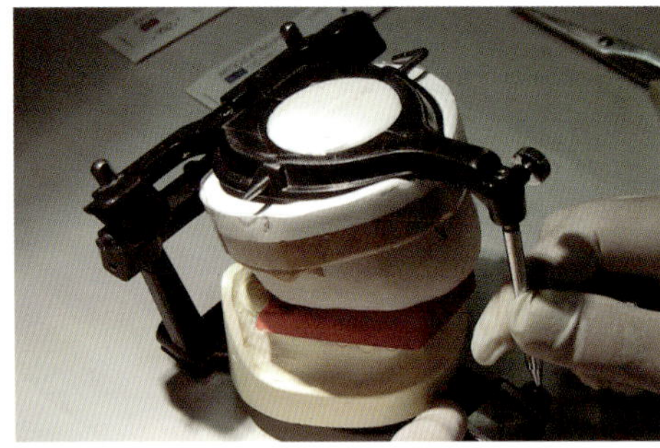

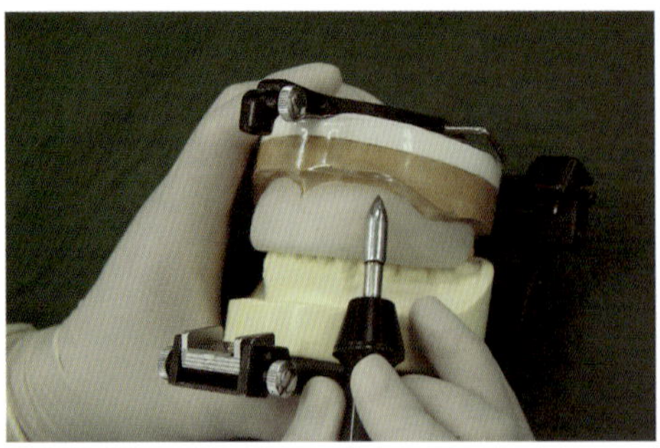

마우스가드를 작업모형에서 제거하지 않은 상태에서 변연부 이외의 대강의 형태를 수정해 준다. 그 다음에 교합기에 재장착해 교합기 위에서 교합조정을 해준다. 교합조정을 마친 뒤 마우스가드를 작업모형에서 제거해서 변연부의 형태를 수정해 준다. 마지막으로 마무리 연마를 하면 완성이다.

[완　성]

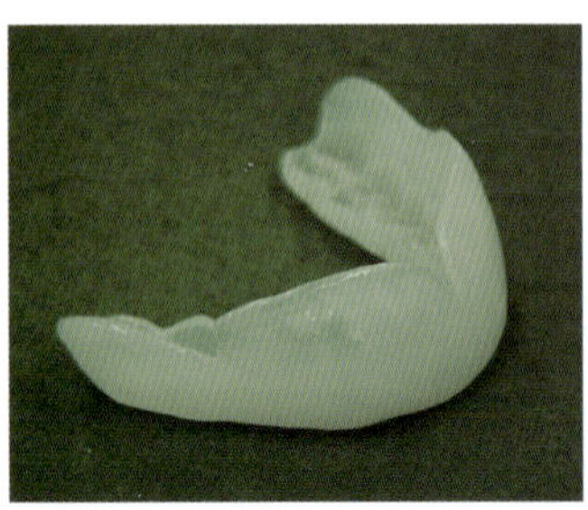

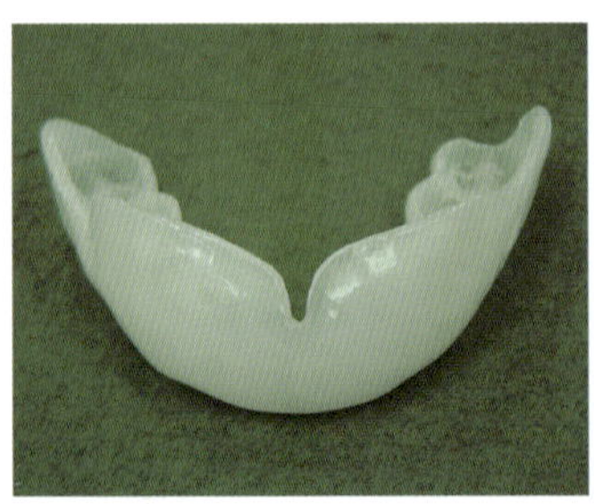

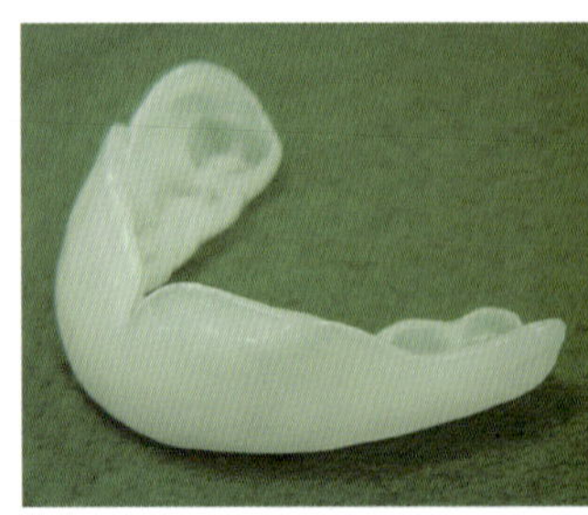

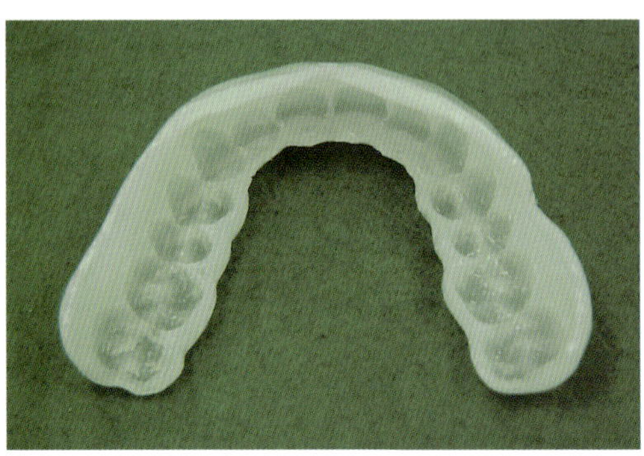

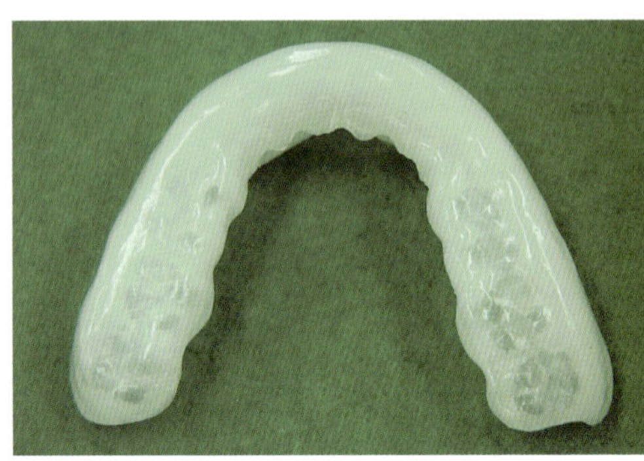

2.9 장착 및 유지관리

[마우스가드 장착 시의 점검 사항]

- 동통의 발현 유무
- 교합 이상 유무
- 유지력이 충분한지 여부
- 심미성이 만족한지 여부

완성된 마우스가드를 구강내에 장착한 뒤 먼저 동통이 있는지 확인한다. 그 다음에 시술자가 압접, 인장 및 전복 시험을 하고 환자 자신의 기능운동 시에 유지력을 확인한다. 유지력에 큰 문제가 없다면 교합을 점검한다. 가벼운 개폐구 운동을 지시해 습관성 개폐구로(習慣性 開閉口路) 내에 치열이 완전히 안정되며 균등하게 교합 접촉이 되는지를 검사한다. 교두감합위에 이상이 없다면 측방운동시의 교두간섭 유무와 그때의 마우스가드 동요를 검사한다. 또한 교합거상량에 대한 적응도 확인한다. 교합조정이 끝났으면 심미성 등을 검사해 환자가 만족한 것을 확인한 뒤 사용상 주의사항을 교육시킨 후 귀가시킨다.

[마우스가드 사용상 주의 및 지도사항]

- 먼저 연습할 때 시험 착용하여 마우스가드에 익숙해진다.
- 마우스가드의 내면에 마우스링이나 소독제(0.2% 클로르헥시딘) 등을 쓰면 장착감이 좋아진다.
- 마우스가드를 이로 깨물거나 껌처럼 씹어서는 안 된다.
- 사용 후에는 냉수로 잘 씻는다. 이때 칫솔 및 치약을 병용하는 것이 좋다. 가끔 의치 혹은 리테이너(Retainer)용 세정제를 사용한다.
- 마우스가드는 보관용 용기(컨테이너)에 넣어 건조한 상태로 실온에 보관한다.
- 정기적으로 치과 검진 및 마우스가드 체크를 받는다.

마우스가드 장착 시 혹은 사용 초기에는 선수가 약간의 위화감, 이물감을 호소한다. 특히 마우스가드 초보자 일수록 위화감과 이물감을 강하게 호소하는 경향이 있다. 하지만 가철성 의치의 경우와 마찬가지로 마우스가드도 적절하게 조정되었다면 시간이 지나면 익숙해질 거라고 설명하며 바로 본 시합에 사용하지 말고 일단 연습에 사용하도록 권한다. 그리고 장착 시간도 조금씩 늘리도록 지도한다. 3~4일 정도면 적응되므로 1주일 뒤에 환자를 재내원시키는 것이 좋다[72].

3 증례

3.1 청소년 증례

환　　자: 중학생(여성 13세)
제작방법: 흡인성형 더블 라미네이션법
재　　료: MG2 1레귤러 2 mm(클리어)×2

환자는 영국의 중학교에서 전학 왔을 때 체육 수업에서는 맞춤형 마우스가드(이름이 적힌 것이 좋다) 장착이 의무시되어 있어 병원에 왔다. 싱글레이어(shingle layer) 마우스가드로 충분한 증례였으나, 이름표를 넣어주길 바랐기 때문에 더블 라미네이션법을 선택했다. 이 환자는 영구치열이 완성되어 있어 딱히 완충을 하지는 않았지만 혼합치열기에 있는 청소년 증례에서는 곧 교환될 유치와 맹출중인 영구치에 대한 완충을 해줄 필요가 있다. 완충재로는 석고나 실리콘 패티(putty)를 쓰는 게 좋다.

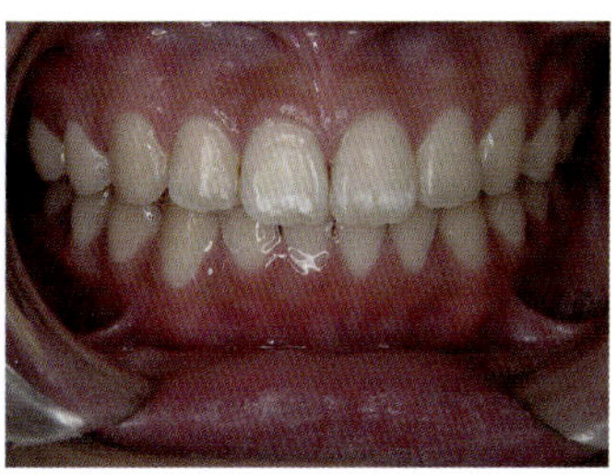

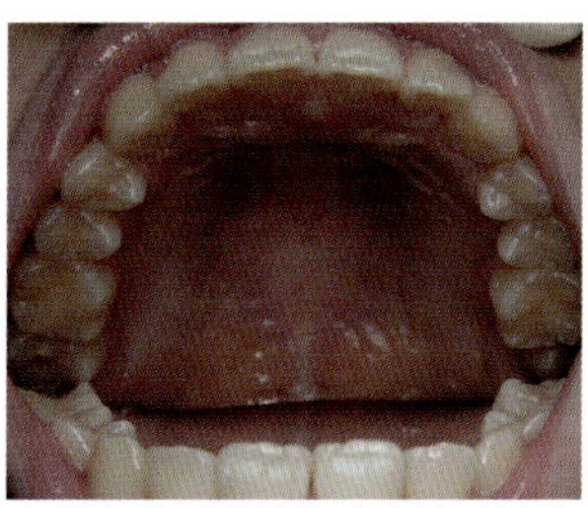

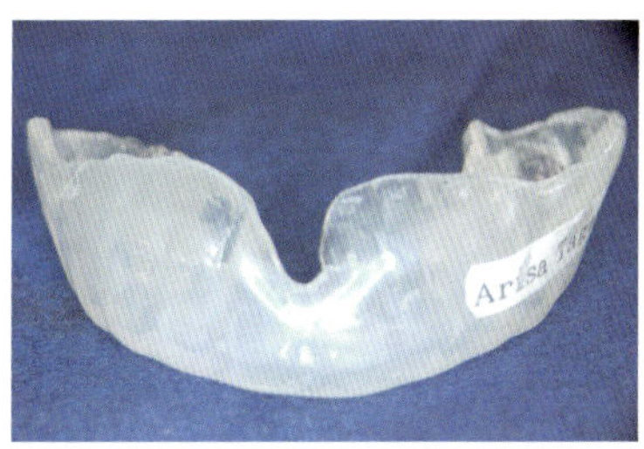

완성 마우스가드

청소년기부터 마우스가드에 친숙하여 스스로 장착하는 태도를 키우는게 이상적이다.

3.2 치과 교정치료중인 환자

환　　자: 농구(남성 27세)
제작방법: 흡인성형 싱글레이어법
사용재료: MG21 레귤러 4 mm(체리레드)

상악전돌에 대한 치과교정치료중인 환자의 증례이다. 경기 중에 자주 입 속을 다쳐 기성 boil & bite 마우스가드를 사용해 보았지만 조정이 잘 안 돼 내원했다. 단기간에 조정 혹은 재제작이 예상되어 흡인성형 싱글레이어법으로 제작했다. 교정장치를 보호하고 이동 공간을 확보하기 위해 제작 모형 상에서 필요부분을 실리콘랩으로 완충했다. 또한 교정장치가 파손되지 않도록 인상 채득을 교정용 와이어(wire)를 푼 상태로 했다. 치료내용과 경과 등에 대한 자세한 내용은 교정치과의에게 문의할 필요가 있다.

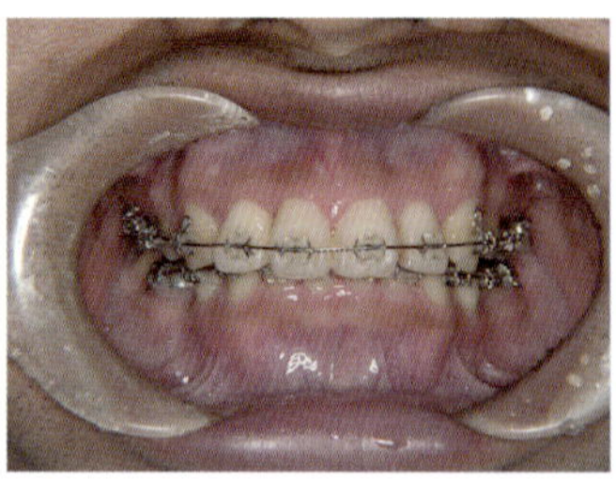
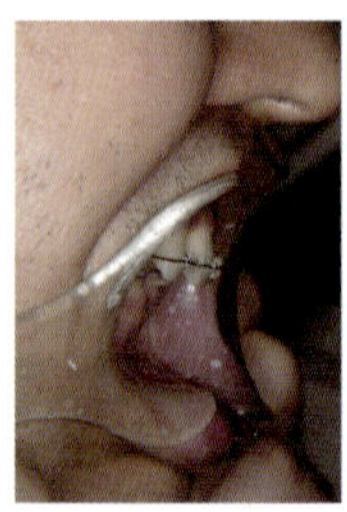

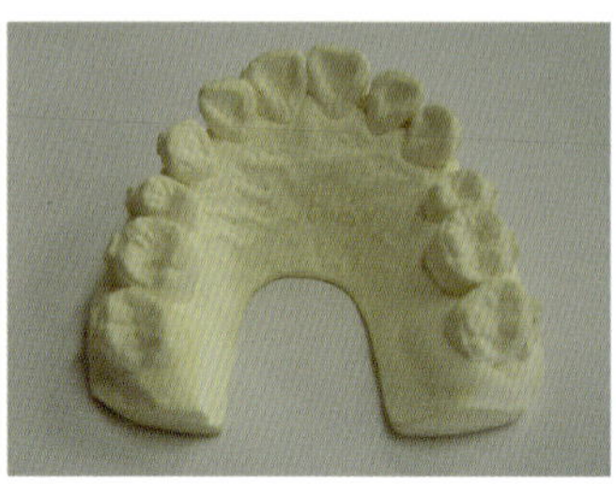
제작용 모형

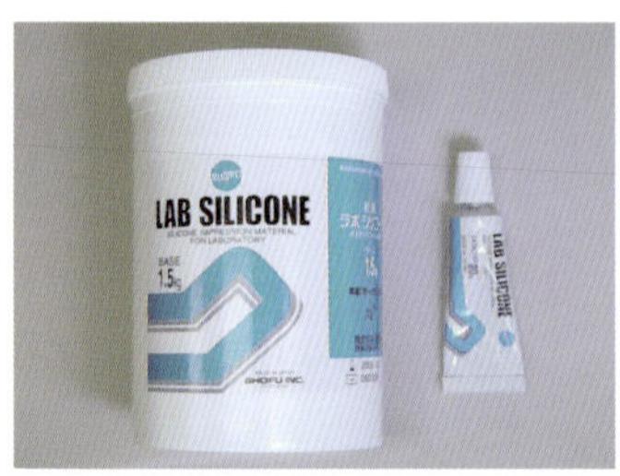

실리콘랩(마츠카제)

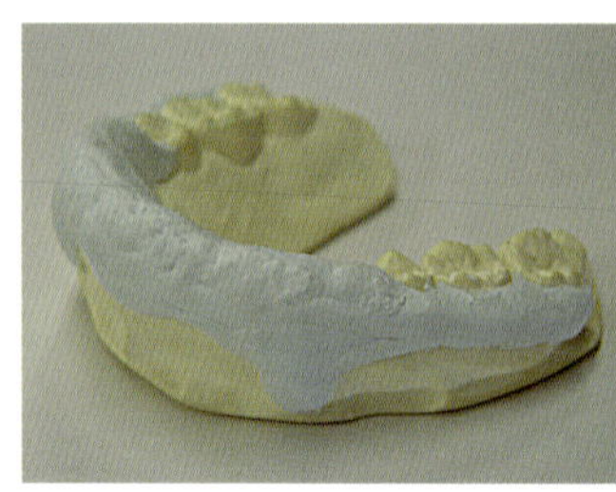
릴리프(relief) 후

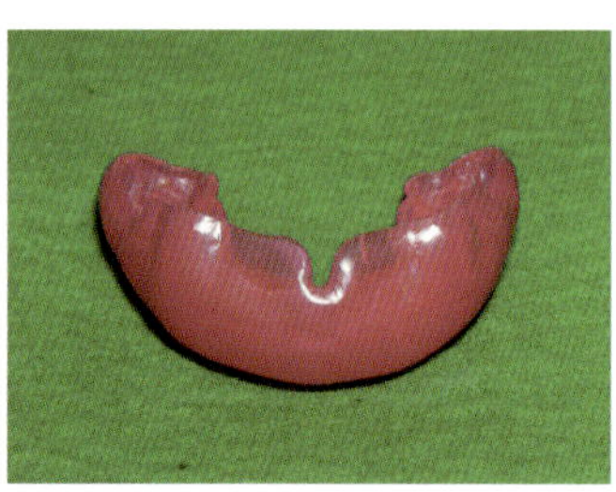
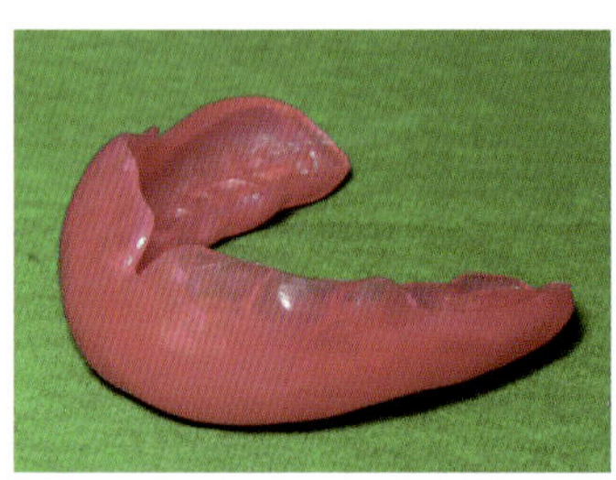
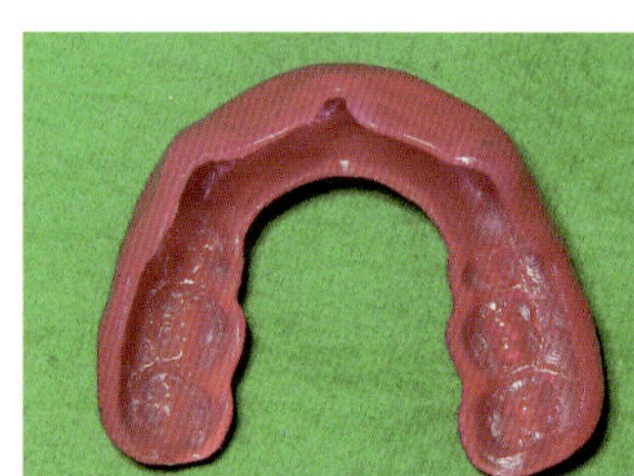

움직이는 교정치료 중인 환자가 접촉성 스포츠에 참가하는 경우, 구강연조직의 열상이 매우 많이 일어난다. 교정장치의 파손 사고도 있다. 또한 이동중인 치아가 탈구되기 쉽다.

3.3 경도 하악전돌 증례

환　　자: 레슬링(남성 24세)
제작방법: 흡인성형 더블 라미네이션법
사용재료: MG21 레귤러 2 mm(블루)×3 mm(클리어)

경기 중에 구강내 연조직 손상을 자주 경험하여 마우스가드 제작을 희망했고, 소개를 받아 내원했다. 소개해 준 치과의원에서 충치 치료를 모두 마친 뒤였다. 비교적 가벼운 하악전돌 증례여서 마우스가드는 상악에 제작했다. 또한 치아배열이 현저히 불량한 우측 상악측절치 및 삐뚤어진 견치 부분은 시트 조각을 연화압접해 표면이 부드럽게 연결되는 상태로 마무리했다.

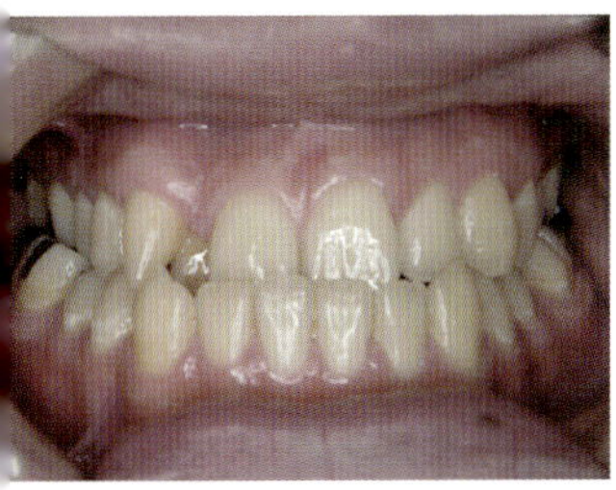
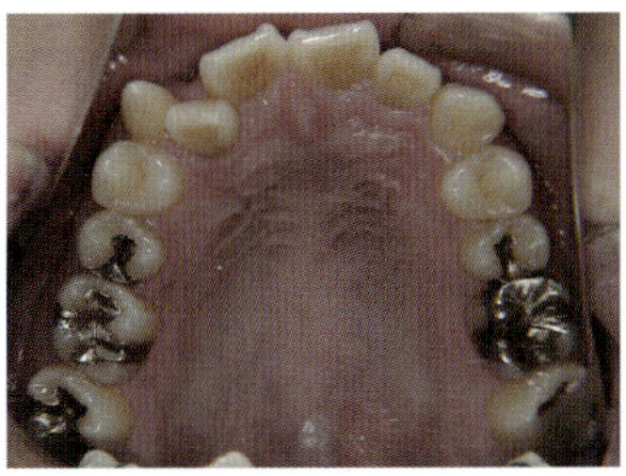
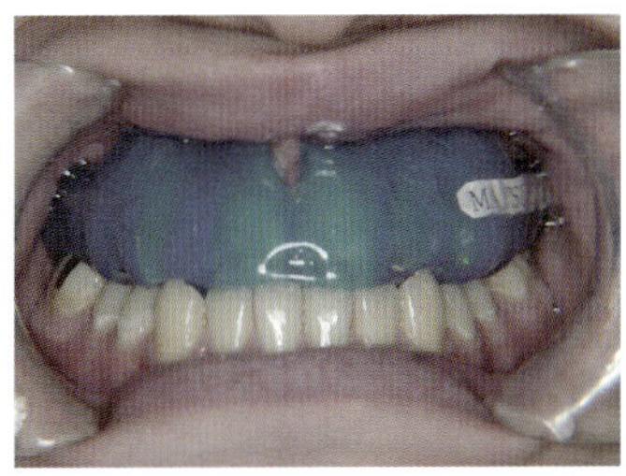
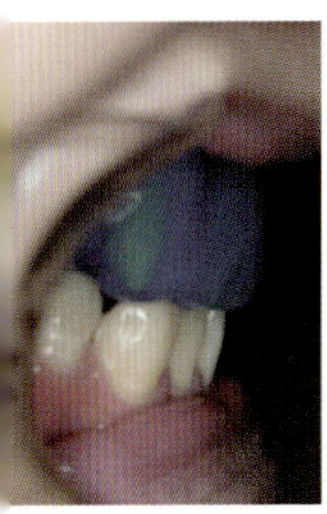
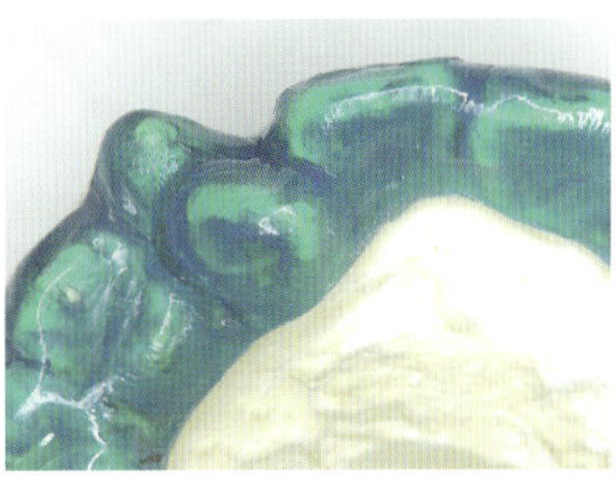
수정 전
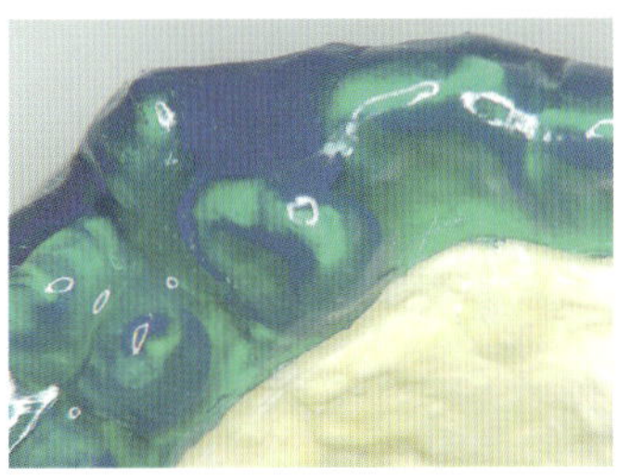
완성 마우스가드 부분

경도의 하악전돌이라면 상악 마우스가드로 대응하는 것이 좋다.

3.4 중도 하악전돌 증례

환　　자: 야구(남성 26세)
제작방법: 로스트왁스법
사용재료: 모르테노(옐로)

전치부 오버바이트(Overbite) 3 mm, 오버제트(Overjet) -7 mm의 하악전돌 환자로 하악 마우스가드를 로스트왁스법으로 제작했다. 마우스가드 장착 시에 혀 공간의 협소화로 인한 위화감 및 발음장애를 호소하여 하악 전치 설측면 피복부위를 제거했다.

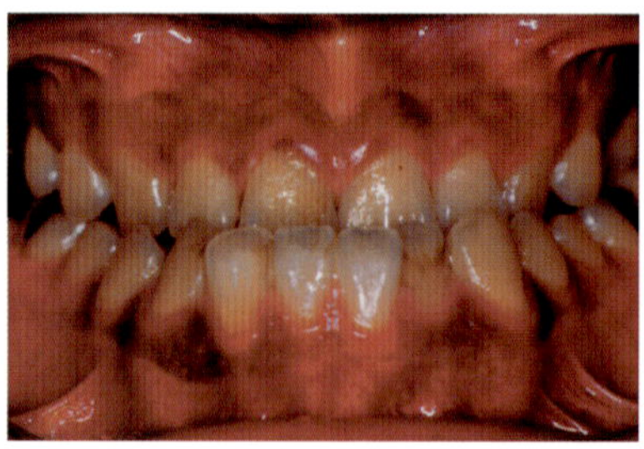
전면

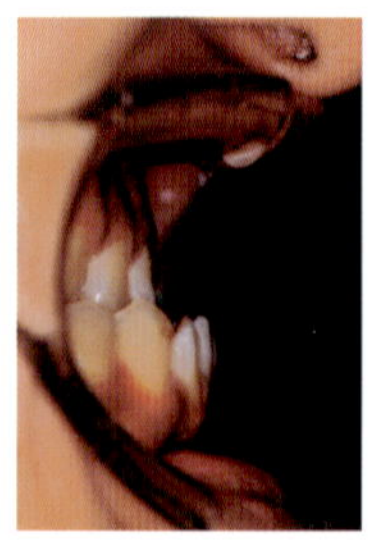
측면

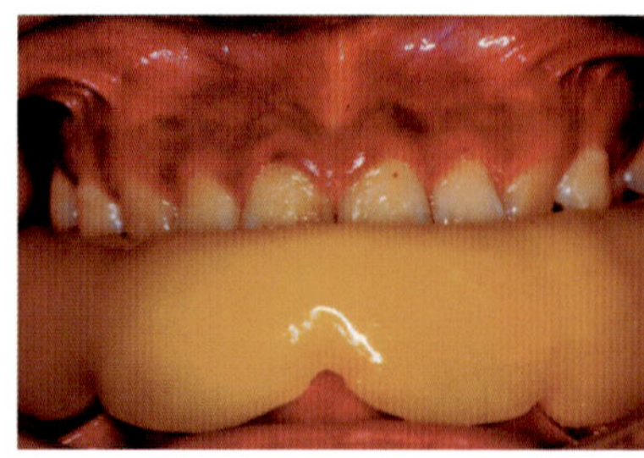

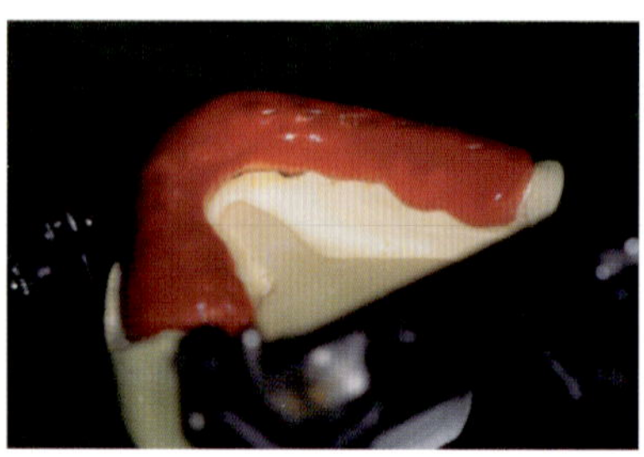
왁스업 종료시

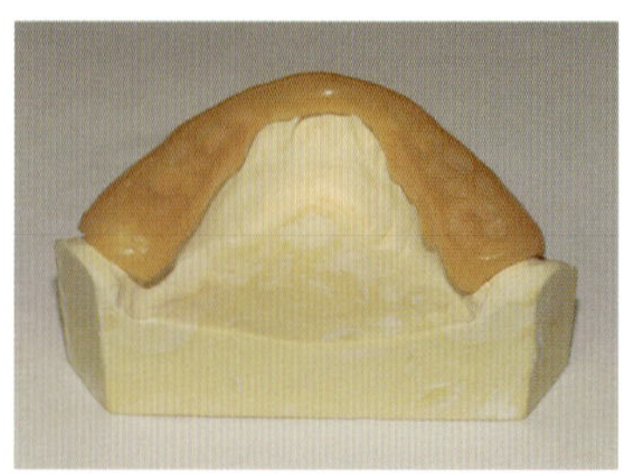
완성된 마우스가드

하악 마우스가드에서는 혀 공간이 적어지는 것에 주의한다.

3.5 정중이개 증례

환　　자: 럭비(남성 26세)
제작방법: 가압성형 더블 라미네이션법
사용재료: MG21 레귤러 21 mm(오렌지)×3 mm(클리어)

정중이 벌어져 치아 사이에 공간이 있는 좌우중절치는 거의 고립상태로 충격이 가해지면 인접치 ㅏ 치열궁 전체로의 충격분산 효과는 거의 기대하기 힘들기 때문에 통상보다 외상 위험성이 높다 ㄱ 봐야 한다. 따라서 완충재로 단단히 피복해 보호해야 한다. 또한 전치는 모두 풍륭한 형태가 아 ㅣ어서 적합성을 확보하기 힘든 치관형태라는 점도 고려해 흡인성형법이 아닌 가압성형법을 선택 했다. 작업 중에 모형이 깨지기 쉬우므로 예비 인상 채득을 해두는 게 좋다.

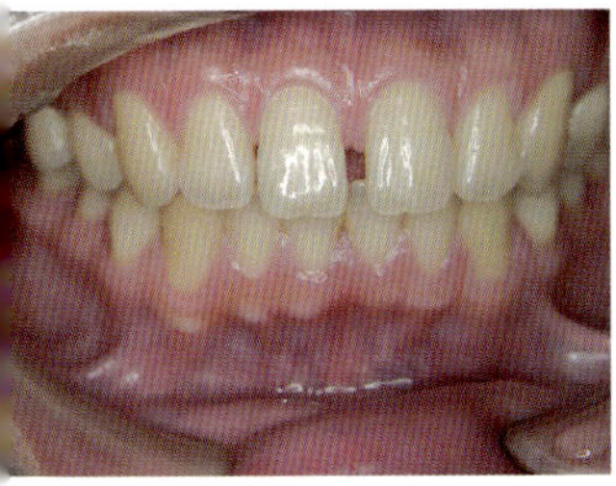
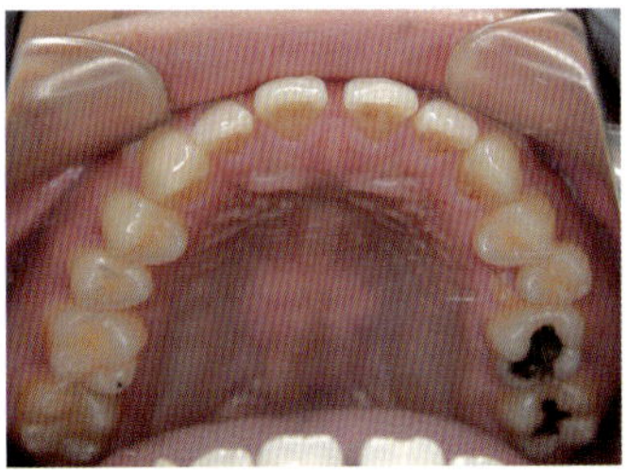
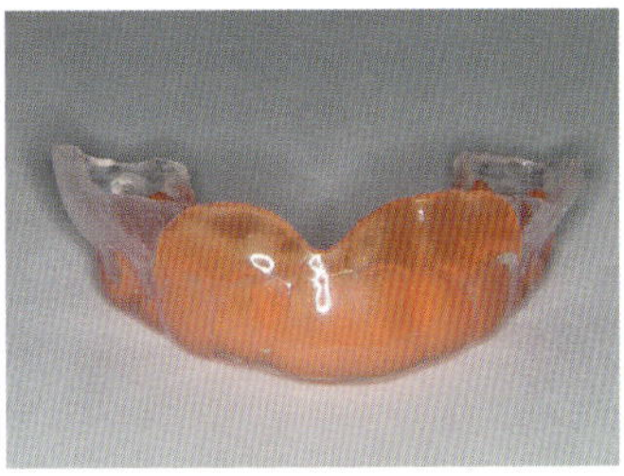
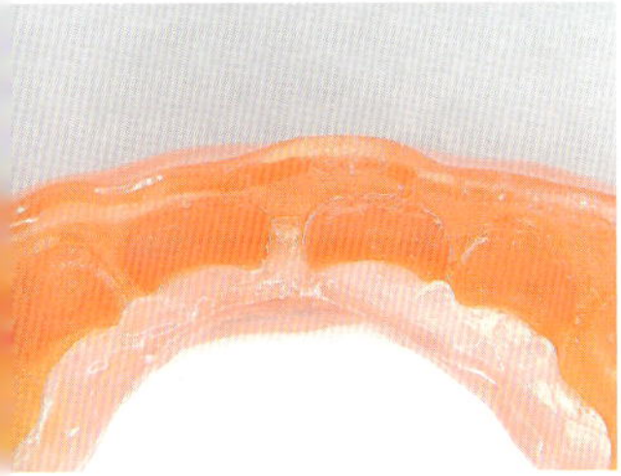

치아의 사이에도 꼼꼼히 마우스가드재를 넣어 충격의 흡수분산을 꾀한다.

3.6 하악골 골절 증례

환　　자: 스노보드(남성 25세)
제작방법: 흡인성형 더블 라미네이션법
사용재료: MG21 소프트 2 mm(옐로)×3 mm(클리어)

하악골 정중부 및 좌측악관절 과두골절에 대한 관혈적 외과치료 후 10주가 지나서 교합위화
등으로 인해 경기 복귀에 지장을 받아온 증례다. 외상을 받은 기전은 스노보드로 점프 연습을 하
중, 편평한 눈밭에 착지할 때에 힘 조절이 안 되어서 하악과 무릎이 충돌하였다.

주소: 개구장애, 좌측경부의 저림 및 교합위화감이 사라지지 않는다. 경기 중에 이를 악물지 못
힘이 나지 않는다.

소견: 개구량 29 mm. 개폐구시 좌우측 하악편위(−). 좌측하악두의 가동성(−). 악관절 자발통 ·
통(−). 관절잡음(−). Angle 부정교합 분류는 좌우측 모두 I급. Overjet 4 mm. Overbite 3 mm
하악좌측 편위 1 mm. 이 악물기 습관(+). D2MOF14. 하악좌우전치 동요 1도, 타진통(+).
측상악 제1, 제2 소구치 동요 1도, 타진통(+), 교합접촉은 다른 치아에 비해 약간 약함. 파
라마X선 사진에서 정중부에 플레이트(plate) 고정 2곳, 좌측관절 과두에 볼트(volt) 고정 1
보임. 스노보드 중에 견관절 타박 및 상하악 전치 탈구 및 파절 기왕력 있음. 마우스가드 사
경력은 없음.

처치: 교합위화감은 외상을 받을 때 제1, 제2 소구치의 파절 혹은 탈구 증상의 일과성 잔존장애
진단하여 마우스가드 착용으로 가역적 교합치료로 대처했다. 소프트(soft), 레귤러(regular
하드(hard)의 3종 경도로 각 1개씩 모두 3개의 마우스가드를 제작했다. 시험 착용 결과, 소
트(soft)의 경도가 치아의 맞물린 느낌이 가장 좋고 시합 중의 교합 안정감이 개선되어 힘
줄 수 있게 되었다.

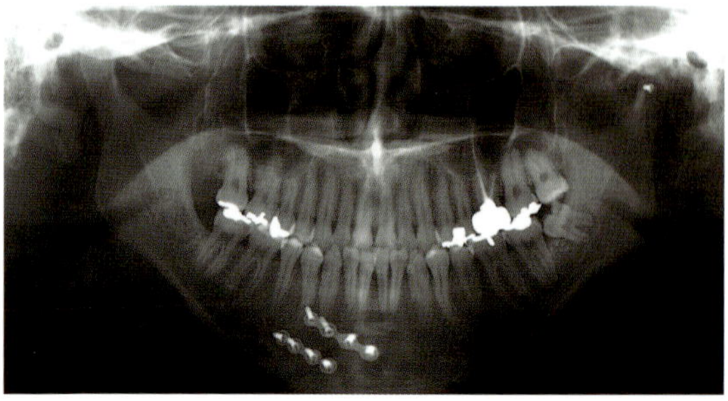

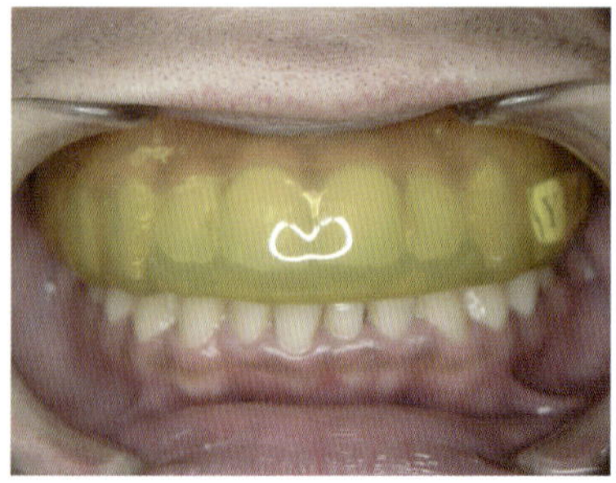

스키와 스노보드를 탈 때도 마우스가드의 필요성이 절실히 요구된다.

3.7 치아 교모 및 마모 증례

환　　자: 보디빌딩(남성 33세)
제작방법: 흡인성형 싱글레이어법
사용재료: MG 21레귤러 3 mm(클리어)

현저한 치아의 교모, 마모에 대해 마우스가드 착용을 권유받고 내원했다. 치아의 교모, 마모의 명확한 원인은 특정지을 수 없었지만, 근력 훈련 시에 이를 악무는 것이 한 원인으로 짐작된다(제1장 참조). 외상 보호가 목적이 아니므로, 외형은 치관부를 피복하는 형태로 했다.

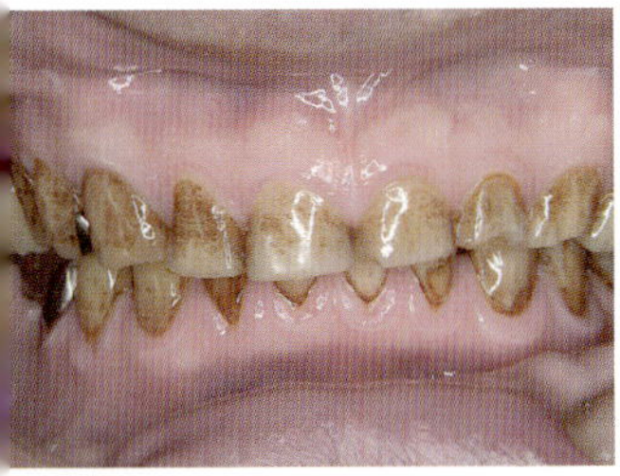

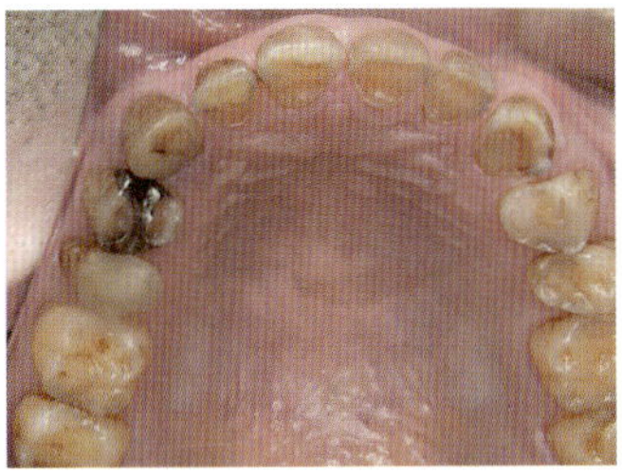

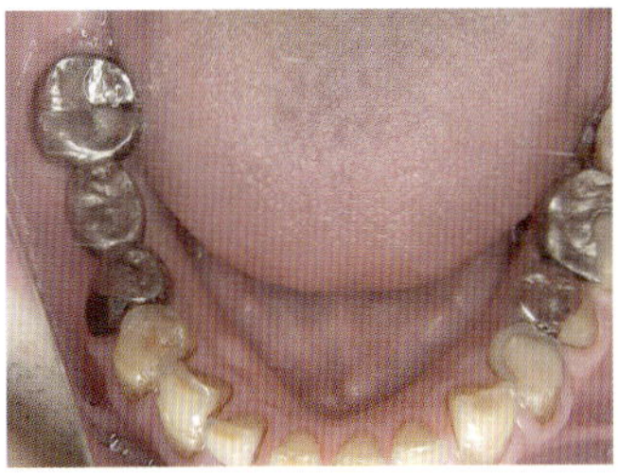

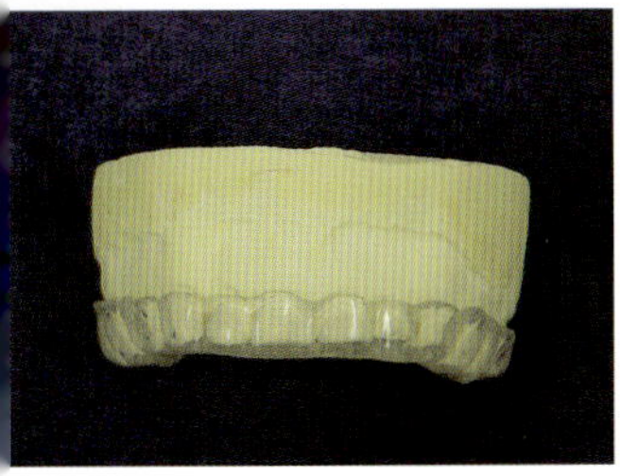

완성된 마우스가드

치아의 교모, 마모 방지를 위한 마우스가드는 치관부만 피복하면 된다.

3.8 가철성 의치 사용자

환　　자: 축구(남성 17세)
제작방법: 로스트왁스법
사용재료: 모르테노(클리어)

환자는 교통사고로 상하 전치 5개를 상실하여 국소의치를 사용했다. 축구 경기에 참가하는 데 마우스가드의 필요성을 느껴 내원했다. 원래 의치를 뺀 상태에서 마우스가드를 착용해야 하지만 심미상 의치는 빼고싶지 않다는 강한 바람을 보였다. 그래서 상악의치만 제거한 상태에서 마우스가드를 사용하는 것으로 동의를 얻었다. 상악의치 미장착 상태에서 인상 채득해 로스트왁스법으로 상악 마우스가드를 제작했다. 장착 시에 다시 하악의치의 파손과 모르고 삼킬 수 있는 사고에 관한 주의 지도를 했다. 또한 상하악 일체형 마우스가드도 선택 중 하나가 될 수 있지만 호흡 장애가 생기는 데다 말을 하는 게 거의 불가능해지기 때문에 팀스포츠 참가자들은 좀처럼 받아들이지 못한다.

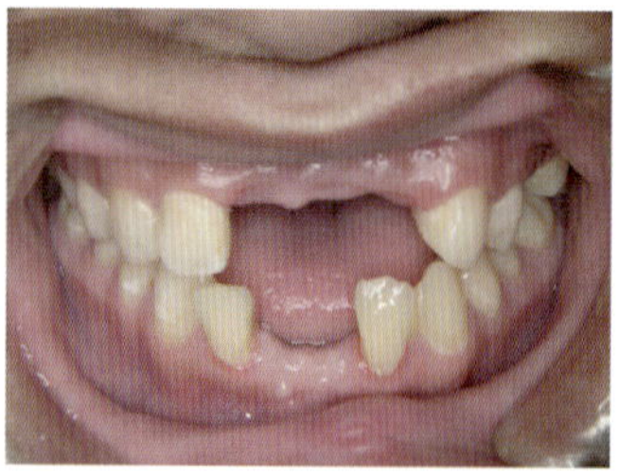
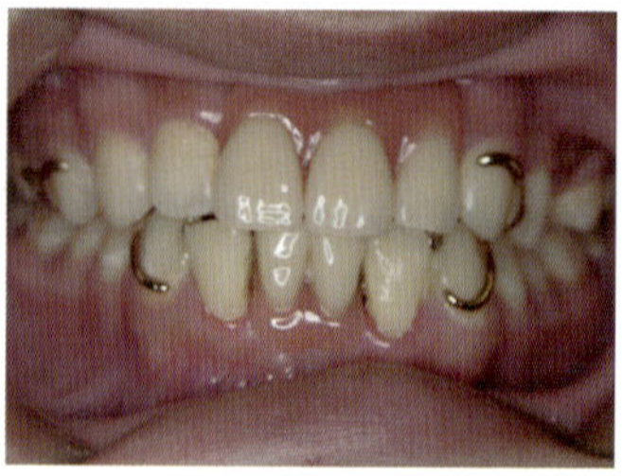
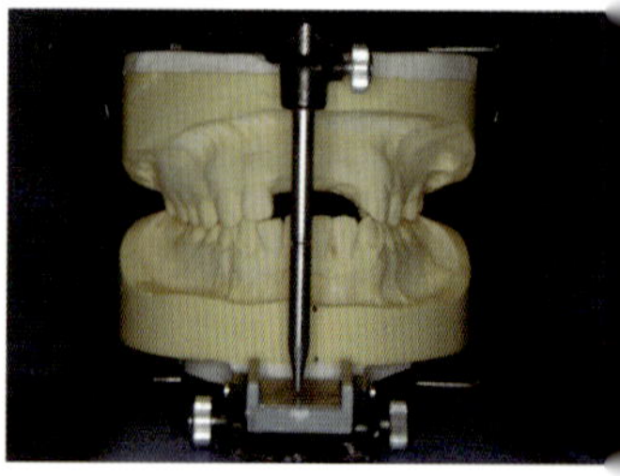
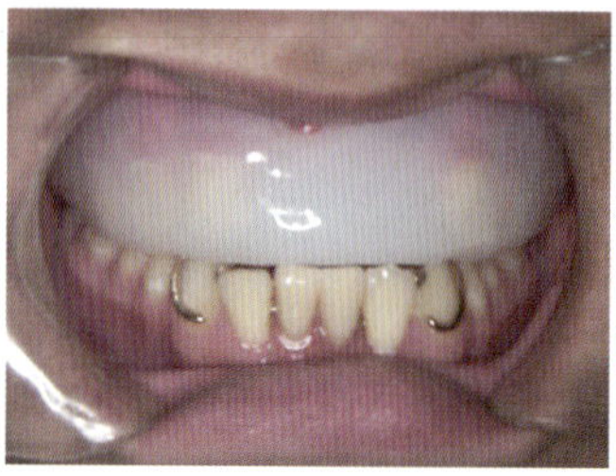

완성된 마우스가드

접촉성 스포츠에 참가하는 가철성의치 사용자 가운데 잔존치의 교합상태가 유지되는 경우에는 가능한 한 의치를 빼고 마우스가드를 착용한다.

4 문제점의 해결

본 장에서는 마우스가드 착용 후 환자가 불만이나 불쾌한 점을 호소할 때에 필요한 체크 포인트와 대응을 해설하겠다.

"입을 움직이면 느슨해진다, 떨어진다"

Check Point

(1) 순협측의 외형 및 두께 설정은 적절한가?

(2) 적합이 불량한 곳은 없는가?

개폐구 운동 시에 마우스가드가 느슨해지는 첫 번째 원인으로 형태 불량을 들 수 있다. 특히 순협측의 외형 및 두께가 적절하게 설정되었는지를 확인하고 필요하다면 적절하게 조정한다. 또한 하악 마우스가드의 경우에는 순협측만 아니라 설측 변연부를 확인할 필요가 있다. 그래도 여전히 느슨한 경우, 적합 불량으로 인한 유지력 부족이 원인일 수 있으니 fit-checker 등을 이용해 적합성을 시험한다. 국소적인 적합 불량은 작업 모형상에서의 재가공 작업으로 조정이 가능하나, 전체적으로 적합 불량을 보일 때에는 다시 제작하는 수밖에 없다.

"깨물면 치아가 아프다"

Check Point

(1) 교합이 안 된 부분은 없는가?

(2) 우식 등 치아 질환은 없는가?

마우스가드는 탄성을 가진 충격완충재로 제작하기 때문에, 교합 접촉이 아주 심하지 않은 한, 건전한 치아에 교합성 외상을 일으킨다는 것은 불가능하다. 아마 우식과 같은 기초 질환이 있을 것이므로, 마우스가드의 교합조정과 함께 동통 발현 부위를 찾아 검진한 뒤 적절한 진단 및 치료를 서두른다. 치료가 길어지게 될 경우, 마우스가드의 내면을 적절하게 조정하여 치료 부위에의 자극을 가능한 한 피하도록 한다.

"깨물면 잇몸이 아프다"

Check Point

(1) 마우스가드 내면에 닿는 부분이 없는가?
(2) 교합이 안 된 부분은 없는가?
(3) 치주염 등의 치과 질환은 없는가?

치아에 통증이 있는 경우와 달리 일단 교합 부위에서의 마우스가드 내면에 닿는 부분을 확인할 필요가 있다. 마우스가드 내면은 연마를 하지 않기 때문에 치간유두부 등의 치은 조직에 압박감이나 긁히는 느낌, 혹은 동통을 일으킬 가능성이 있기 때문이다. 물론 교합에 문제가 있다면 교합 조정도 해줘야 한다. 그래도 통증을 호소하는 경우에는 치주 조직의 기초 질환이 의심되므로 검사를 한다.

"말하기 힘들다" "숨쉬기 힘들다"

Check Point

(1) 기능시의 유지력은 충분한가?
(2) 구개측(혹은 설측)의 외형 및 두께 설정은 적절한가?

기능 시에 느슨해지거나 빠지는 마우스가드는 당연히 발음장애나 호흡장애를 불러온다. 즉 "입을 움직이면 느슨해지거나, 빠진다"는 대응에 준해 형태가 불량한 부분은 없는지, 적합이 불량한 곳은 없는지 살펴본다. 형태에 대해서는 구개측(하악 마우스가드라면 설측), 특히 전치부의 마우스가드 변연이 너무 길지 않은지, 너무 두껍지 않은지 검토해 신중하게 조정해준다. 전치구개측(설측) 피개부위를 절연 부근까지 짧게 잘라 개방해주면 좋은 반응을 얻는 경우가 많다.

"이상한 냄새, 기분 나쁜 냄새가 난다"
"이상한 맛, 기분 나쁜 맛이 난다"

Check Point

(1) 사용한 마우스가드 재료는 EVA계인가, 폴리올레핀계인가?
(2) 기공작업 혹은 체어사이드(chairside)에서 조정 시에 너무 가열해 태우지는 않았는가?
(3) 기공작업 혹은 체어사이드(chairside)에서 조정 시에 유기용제 등을 쓰지는 않았는가?

사용 재료에 따라서는 원래 냄새나 맛이 나는 것이 있다. EVA계 재료에는 초산비닐을 원료로 쓰기 때문에 약간 시큼한 맛이 난다. 특히 싸고 조악한 EVA계 시트재일수록 그 경향이 강하게 느껴진다. EVA계 재료를 구입할 때에는 실제로 핥아보고 맛을 확인해보는 것이 좋다. 또한 폴리올레핀계 마우스가드재는 무미무취하며 소수성이 매우 높다. 단기간에 냄새나 맛이 스며들거나 변색되는 등의 불쾌한 사항이 발생할 일은 없다. 하지만 1년 이상 장기간 사용하는 마우스가드에서는 불쾌한 사항이 발생할 수 있으므로 그런 경우에는 다시 제작한다. 실제로는 그 이전에 잃어버리거나 파손되는 경우가 많다.

또한 기공 과정이나 체어사이드(chairside)에서 작업 내용에 따라 이상한 냄새나 맛이 밸 수 있으므로 충분히 주의할 필요가 있다. 지나친 가열로 재료의 질이 저하되거나 자극적인 냄새가 강한 접착제나 연마용 유기용재가 남아있는 경우 등이 그것이다. 현실적인 대처법으로는 시판 구강세정제를 마우스가드 내면에 떨어뜨린 뒤 장착하면 일시적인 경감효과를 얻을 수 있다.

"입이 잘 안 다물어진다"

Check Point

(1) 교합거상량이 하악안정위를 과도하게 넘지는 않았는가?

(2) 순협측의 외형 및 두께의 설정은 적절한가?

우선 교합거상량이 안정공극(free way space)을 과도하게 넘지 않았는지 살펴본다. 넘지 않았다면 순협측 변연과 두께 설정을 확인한다. 일단 순협측의 외형 변연을 조금씩 삭제하며 반응을 살핀다. 그래도 입이 잘 안 다물어진다고 하면 협측(구치부)의 두께를 조금씩 삭제한다. 이래도 해결이 안 될 때에는 이 형태의 타당성을 설명하고 이해를 구하는 수밖에 없다. 순측(전치부)의 두께를 삭제 조정하는 것은 충격완충 기능의 감쇠에 직결되므로 피해야 한다.

"토할 것 같다"

Check Point

(1) 적합에 문제는 없는가?

(2) 유지력은 충분한가?

(3) 외형 및 두께의 설정은 적절한가?

(4) 교합에 문제는 없는가?

(5) 사용한 마우스가드재는 무미무취한가?

개개의 증례에 있어 구토 유발인자는 매우 다양하며 복수의 문제점이 관여된 경우가 의외로 많다. 위의 내용을 모두 확인해 보고 문제점을 하나씩 해결해 가는 것이 중요하다. 원인 파악을 제대로 하지도 않고 마우스가드의 후연을 짧게 잘라내거나 과도하게 얇게 삭제하는 것은 절대로 피해야 한다.

"턱이 뻐근하다, 피곤하다, 아프다"

Check Point

(1) 교합거상량이 하악안정위를 과도하게 넘지는 않았는가?
(2) 교합위는 습관성 개폐구로상에 있는가?
(3) 교합 시에 조기접촉이나 교두간섭은 없는가?
(4) 운동 시에 강한 이 악물기 습관은 없는가?

우선 교합을 다시 확인해 볼 필요가 있다. 체크포인트의 (1), (2), (3)에 따라 검사를 실시한 뒤, 문제가 없다면 다시 신중하게 교합조정을 하고 1주일 정도 사용하도록 한다. 지나친 이 악물기 습관으로 인한 저작근 및 턱관절 증상에 대해서는 운동 후의 냉찜질 및 마사지 등으로 셀프케어(selfcare)를 할 것을 지도하며 정기적으로 치과적 검진을 할 필요성이 있다고 알려줘야 한다.

"파손됐다, 변형됐다"

Check Point

(1) 파손 혹은 변형의 정도는?
(2) 파손 혹은 변형의 원인은 무엇인가?
(3) 그리고 수리가 가능한가, 아니면 다시 제작해야 하나?
(4) 수리가 가능하다고 판단한 경우, 사용된 마우스가드 재료는 EVA계인가, 폴리올레핀계인가?

우선 파손 정도를 확인하고 수리로 대응할 수 있는지 다시 제작해야 하는지를 판단해야 한다. 수리 여부 결정은 시술자의 역량에 의존하는 부분이 크지만 파손된 원인을 조사하고 다음에 활용하는 것이 중요하다. 예를 들어 '강한 태클로 인해 구강내에서 빠져 짓밟혔거나', '세탁기나 건조기에 옷과 같이 넣었다가 꺼내고 보니 변형됐다' 와 같은 다양한 이유가 있을 것이다.

또한 수리를 할 경우, 같은 종류의 마우스가드 재료를 사용하지 않으면 보수한 부분에서의 충분한 접착이 이루어지지 않아 실패로 끝나게 된다. 따라서 사용된 마우스가드 재료를 식별할 수 있는 눈과 지식을 키울 필요가 있다.

〈참고문헌〉

第1章

1) 小川清久ら：スポーツ外傷・障害の発生機序と予防対策．室田景久ら（編），図説整形外科診断治療講座　第17巻　スポーツ外傷・障害．メジカルビュー社，東京，P10-17，1990.
2) 東京大学身体運動科学研究室（編）：教養としてのスポーツ・身体運動．東京大学出版会，東京，P107，2000.
3) 高沢晴夫：スポーツ障害の予防．整形外科ＭＯＯＫ　スポーツ障害　27：26-31，1983.
4) 中嶋寛之：スポーツ外傷・障害とは．室田景久ら（編），図説整形外科診断治療講座　第17巻　スポーツ外傷・障害．メジカルビュー社,，東京，P2-9，1990.
5) ADA Bureau of Health Education and Audiovisual Services, Council on Dental Materials, Instruments, and Equipment: Mouth protectors and sports team dentists. JADA 109: 84-87, 1984.
6) http://www.acadsportsdent.org/position.htm
7) The Nomenclature Committee of the Academy of Prosthodontics: The Glossary of Prosthodontic terms (7th ed.). J Prosthet Dent 81: 39-110, 1999.
8) Stedman's Medical Dictionary (27th ed.). Lippincott Williams & Wilkins, Boltimore, 2000.
9) ステッドマン医学大辞典（改訂第5版）．メジカルビュー社，東京，2002.
10) Heinemann Dental Dictionary (4th ed.). Butterworth-Heinemann, Oxford, 1997.
11) Concise illustrated dental dictionary (2nd ed.). Wright, Oxford, 1994.
12) 大山喬史（編）：スポーツ歯学の臨床．医学情報社，東京，1998.
13) 上野　正，伊藤秀夫（監修）：最新口腔外科学〔総論〕（第3版）．医歯薬出版，東京，1986.
14) Gutmann JL and Gutmann MSE: Cause, incidence, and prevention of trauma to teeth. Dental Clinics of North America 39(1): 1-13, 1995.
15) 財団法人スポーツ安全協会：スポーツ等活動中の傷害調査17．1999.
16) 吉田幸夫：重症ボクシング外傷．災害医学9：231 - 238，1966.
17) 天笠光雄：顎顔面領域のスポーツ外傷について．日本臨床スポーツ学会誌10：217 - 227，2002.
18) 日本体育・学校健康センター学校安全部：平成14年度学校安全・災害共済給付ガイド．2002.
19) Ranalli DN: Prevention of sports-related traumatic dentel injuries. Dental Clinics of North America 44(1): 35-51 ,2000.
20) Metha NR,et al.: Different effects of nocturnal parafunction on the masticatory system: The weak link theory. J Craniomanib Pract, 18: 280-285, 2000.
21) McNeill C (ed.): Craniomandibular disorders: guidelines for evaluation, diagnosis, and management / the American Academy of Craniomandibular Disorders. Quintessence Publishing Co, Ink, Chicago, 1990.
22) Okeson JP: Management of temporomandibular disorders and occlusion (3rd ed.). Mosby-Year Book, Inc, St. Louis, 1993.
23) 大山喬史：スポーツとカスタムメイドマウスガード．佐々木次郎ほか（編）,続歯科医の知っておきたい医学常識95選．デンタルダイヤモンド社，東京，1992.
24) 大久保信一ら：マウスピースの歯科学的研究　第ＩＩ報　其の応用について．大日本歯科医学会雑誌3（１）：65 - 71，1961.
25) 外川　正，かおる　やまもと：Sportsmedicine Express　2.マウスガード．ブックハウス・エイチディ，東京，1990.

26) Chapman PJ: The prevalence of orofacial injuries and use of mouthguards in rugby union. Austr Dent J 30: 364-367, 1985.
27) Groubran GF: Maxillofacial injuries in sport. In Harries M, et al. (ed.) Oxford Textbook of Sports Medicine (2nd Ed.). Oxford University Press, Oxford, P853-862, 1998.
28) Schwartz R and Novich MM: The athlete's mouthpiece. Am J Sports Med 8: 357-359, 1980.
28) Smith SD: Adjusting mouthguards kinesiologically in professional football players. NY State Dent J 48: 298-301, 1982.
29) Williams MO, et al.: The effect of mandibular position on appendage muscle strength. J Prosthet Dent 49: 560-567, 1983.
31) Sane J and Ylipaavalniemi P: Dental trauma in contact team sports. Endod Dent Traumatol 4: 164-169, 1988.
32) McCrory　P : Do mouthguards prevent concussion? Br J Sports Med 35： 81-82, 2001.
33) Stenger JM : Physiologic dentistry with Notre Dame athletes. Basal Facts 2: 8-18, 1977.
34) Hickey JC, et al.: The relation of mouth protectors to cranial pressure and deformation. JADA 74: 735-740, 1967.
35) Barth JT,et al.: Management of sports-related concussions. Dental Clinics of North America 44(1): 67-83, 2000.
36) Labella CR, et al.: Effect of mouthguards on dental injuries and concussions in college basketball. Med Sci Sports Exerc 34: 41-44, 2002.
37) Piccininni PM: Mouthguards and concussion prevention. International symposium on concussion in sport (abstract). Br J Sports Med 35: 367-377, 2001.
38) Biasca N, et al.: The avoidability of head and neck injuries in ice hockey: an historical review. Br J Sport Med 36: 410-427, 2002.
39) 川原　貴：アメリカンフットボールにおける頭部外傷対策．臨床スポーツ医学16：279 - 283，1999.
40) Collins MW, et al.: Relationship between concussion and neuropsychological performance in college football players. JAMA 282: 964-970, 1999.
41) Master J, et al.: Chronic traumatic brain injury in professional soccer players. Neurology 51: 791-796, 1998.
42) 山下俊紀：頭部外傷．黒澤　尚ら（編），スポーツ外傷学－II　頭頚部・体幹，医歯薬出版，東京，P6-20，2000
43) McCrory PR: Brain injury and heading in soccer. BMJ 327: 351-352, 2003.
44) 日本臨床スポーツ医学会学術委員会脳神経外科部会：頭部外傷10ヶ条の提言．小学館スクエア，東京，2001.
45) 谷　諭ら：プロボクシングにおけるパンチの影響―全国規模のアンケート調査より―．日本臨床スポーツ医学会誌9：413 - 416，2001.
46) McIntosh AS, McCrory P and Comerford J: The dynamics of concussive head impacts in rugby and Australian rules football. Med Sci Sports Exerc 32: 1980-1984, 2000.
47) 黒澤　尚：コンタクトスポーツにおける頭部外傷に対する現場での対処法．黒澤　尚ら（編），スポーツ外傷学 - II 頭頚部・体幹，医歯薬出版，東京，Ｐ21-24，2000.
48) 平川公儀：スポーツにおける「脳震盪」の新しい考え方．臨スポ医学19：P601 - 607，2002.
39) 川原　貴：アメリカンフットボールにおける頭部外傷対策．臨床スポーツ医学16：279 - 283，1999.
49) Sullivan JA and Anderson SJ (ed.): Care of the young athlete. The American Academy of Orthopedic Surgeons and the American Academy of Pediatrics. 2000.

50) Kumamoto DP: Sports dentistry. Compend Contin Educ Dent 14: 492-502, 1993.
51) Wei SH: Prevention of injuries to anterior teeth. Int Dent J 24: 30-49, 1974.
52) 大山喬史，上野俊明：歯科医学の進歩・発展と歯科技工［スポーツ歯学］．日本歯科技工士会（編），歯科技工学臨床研修講座④，医歯薬出版，東京，P166-173，1998.
53) ADA Bureau of Dental Health Education: Mouth protectors for football players; the dentist's role. JADA 64: 419-421, 1962.
54) DeYoung AK, et al.: Comparing comfort and wearability: custom-made vs. self-adapted mouthguards. JADA 125: 1112-1118, 1994.
55) Ueno T, et al.: Recommendation of custom-made mouthguards to high school boxers. J Sports Dent. 4: 1-6, 2001.
56) Cathcart JF: Mouth protectors for contact sports. Dental Digest 57(8): 346-348, 1951.
57) Sherman G and Schoen G: A guide to mouth protector programs. NY State Dent J 28: 208-210, 1962.
58) Kumamoto DP, et al.: Project mouthguard: A survey of Illinois dentist's attitudes on mouthguards. Academy for Sports Dentistry Newsletter 15: 8-11, 1999.
59) Kuebker W and Morrow R: Do mouth-formed mouth guards meet the NCCA rules? Phys Sportsmed 14: 69-74, 1986.
60) Park JB, et al.: Improving mouth guards. J Prosthet Dent 72: 373-380, 1994.
61) 隅田陽介ら：大学・社会人ラグビー選手の歯科保健とマウスガード使用状況．スポーツ歯学　5：30 - 36，2002.
62) Schmidtke ME, et al.: An inflammatory fibroma of the gingival secondary to a poorly fitting athletic mouth protector. Phys Sportsmed 14: 85-88, 1986.
63) Newsome PRH, et al: The role of the mouthguard in the prevention of sports-related dental injuries: a review. Int J Paediatric Dent 11: 396-404, 2001.
64) Reed Jr. RV: Origin and early history of the dental mouthpiece. Br Dent J 176: 478-480, 1994.
65) Ueno T, et al.: New polyolefin sheet material for athletic mouthguard. In abstract book of 6th IOC World Congress on Sport Sciences. Med Sci Sports Exerc 34(Suppl): #85, 2002.

第2章

66) Andreasen JO and Andreasen FM: Textbook and color atlas of traumatic injuries to the teeth (3rd ed.). Munksgaard, Copenhagen, 1994.
67) Forsberg CM and Tedestam G: Etiological and predisposing factors related to traumatic injuries to permanent teeth. Swed Dent J 17: 183-190, 1993.
68) Yamanaka T, et al.: Study on the effects of shortening of the distal end of a mouthguard using modal analysis. J Med & Dent Sci 49: 129-133, 2002.
69) Newsome PRH, et al: The role of the mouthguard in the prevention of sports-related dental injuries: a review. Int J Paediatric Dent 11: 396-404, 2001.（1章の参考文献63と同じ）
70) 長谷川二郎（監修）：明解歯科理工学．学建書院，東京，1989.
71) Yonehata Y, et al.: The influence of working cast residual moisture and temperature on the fit of vacuum-forming athletic mouth guards. J Prosthet Dent 89: 23-27, 2003.
72) Ueno T, et al.: Recommendation of custom-made mouthguards to high school boxers. J Sports Dent. 4: 1-6, 2001.（1章の参考文献55と同じ）